Klinger
Unverbissen vegetarisch

W0173044

Die Autorin

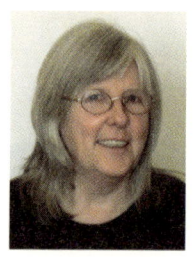

Den Großteil ihres Lebens war Claudia Klinger eigentlich Fleischfan: Gulasch, Grillspieß, Bolognese – super, das schmeckt! Doch dann kam das Umdenken. Gammelfleisch-Skandale und Berichte über Massentierhaltung brachten irgendwann den Entschluss: ab jetzt vegetarisch. Getreu ihrem Motto »Schreiben über alles, was bewegt« berichtet sie seither über ihr neues vegetarisches Lebensgefühl: zuerst in ihrem Blog www.unverbissen-vegetarisch.de und nun in Buchform. Claudia Klinger lebt und bloggt in Berlin.

Claudia Klinger

Unverbissen vegetarisch

Der leichte Einstieg in ein fleischloses Leben

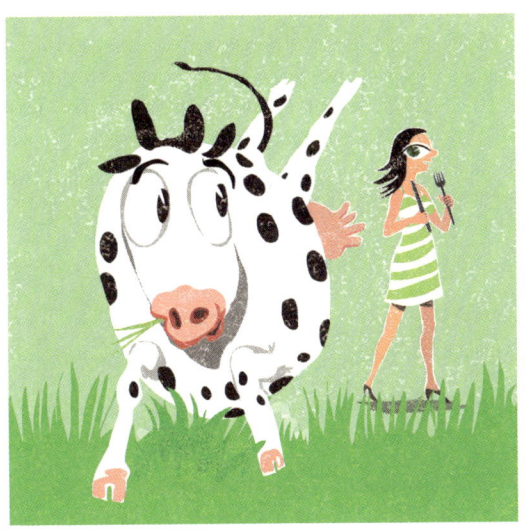

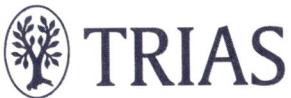

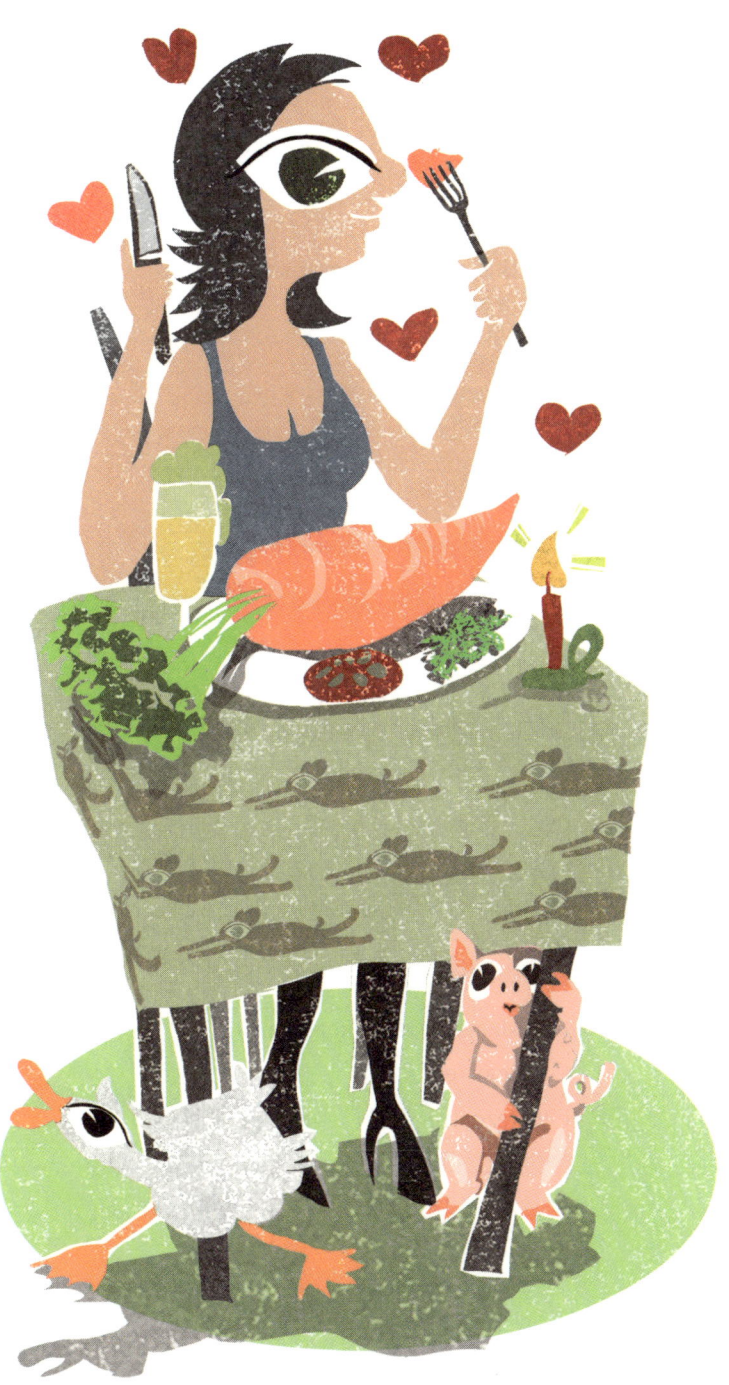

Liebe Leserin, lieber Leser,

Fleisch hat mir zeitlebens wunderbar geschmeckt: als Burger und Bolognese, am Grillspieß, als Gulasch und gerne auch als kräftiges Steak vom frei laufenden Bio-Rind, innen noch ein wenig rosa. Dass ich mal ein Buch darüber schreiben würde, wie ich vom Fleisch weggekommen bin, hätte ich mir nie träumen lassen! Da Sie diesen Text lesen, geht es Ihnen vielleicht ähnlich, wie es mir bis zu meinem Ausstieg aus der Fleischwirtschaft gegangen ist: Ich wusste durchaus, dass es mit unserer »Nutztierhaltung« nicht zum Besten steht, und hatte in den Medien manch gruslige Details mitbekommen. Zwar empörten mich diese Zustände jedes Mal, doch dachte ich über solche Dinge einfach nicht nach, wenn mich das Rumpsteak mit Kräuterbutter auf dem Teller anlachte. Wer möchte sich schon mutwillig den Appetit verderben?

Außerdem: Ein voll vegetarisches oder gar »veganes« Leben konnte ich mir einfach nicht vorstellen. Immer nur Salat, Körner und Gemüse, begleitet von geschmacklosem Tofu? Und dann womöglich überall anecken, Streitgespräche führen und andere belehren? Undenkbar – schließlich war ich schon lange nicht mehr jugendlich radikal, meine Essgewohnheiten hatten sich in Jahrzehnten »eingefleischt«, und mit den Mitmenschen pflegte ich so etwa ab 40 einen toleranten Frieden, den ich mir gerne erhalten wollte. Wie es trotz alledem dazu gekommen ist, dass ich mich vom Fleisch verabschiedete und daranging, meine Ernährung auf »zunehmend pflanzlich« umzustellen, davon handelt der erste Teil dieses Buches. Warum das sogar ohne Bedauern und Verzichtsgefühle geklappt hat und Fleisch nicht das einzige Tierprodukt geblieben ist, das ich binnen zwei Jahren aus meinem Speiseplan verabschieden konnte, steht in Teil 2 und 3. »Die Suche nach dem anderen Essen« war (und ist) eine spannende Reise zu neuen kulinarischen Ufern. Während deren zu meiner Freude auch die alten Genüsse, nämlich 90 Prozent meiner meistgeliebten Fleischgerichte in Gestalt pflanzlicher Varianten wiederkehrten – teilweise so stimmig, dass von mir bekochte Freunde gar nicht merkten, dass das Fleisch fehlt.

Als mir das so richtig klar wurde, wollte ich es nicht für mich behalten. Wenn es so einfach machbar ist, viele der Fleischgerichte, an denen alle so hängen, mit pflanzlichen Alternativen zuzubereiten – ja verdammt, warum ist das nicht bekannter? Warum vermittelt sich das nicht allen Noch-Fleisch-Essenden, die meinen, vegetarisch sei ein langweiliges, immer nur Gemüse-lastiges Essen?

Vermutlich, weil das Denken vorherrscht, man dürfe immer nur »ganz oder gar nicht«, also entweder »normal essen«, was im ungesunden Durchschnitt bedeutet, über 60 Kilo Fleischwaren pro Jahr zu konsumieren – oder von jetzt auf gleich Vegetarier zu werden und auf alles Fleischige zu verzichten. Wer das immerhin in Betracht zieht, stellt dann bei den ersten Erkundungen zum Thema im Internet fest: Lauer Vegetarismus mit Milch und Käse war gestern! Nur »veganes Leben« unter vollem Verzicht auf alles Tierische darf den Anspruch erheben, das richtige und gute Leben zu sein. Und wer noch Honig im gekauften süßen Stückchen toleriert, hat es noch nicht ganz begriffen.

7

Kein Wunder, dass angesichts solch hoher Hürden nicht allzu viele bereit sind, in die angebotenen Lebensstil-Schubladen einzusteigen. Jedenfalls bei weitem nicht genug, um Wesentliches an der Massentierhaltung mit ihren üblen Folgen für Mensch, Tier und Umwelt zu ändern. Traurigerweise finden es viele Menschen interessanter, die Schubladen auszupolstern und gegeneinander abzugrenzen, Vorurteile und Feindbilder zu pflegen, anstatt sich auf gemeinsame Ziele, Gefühle und Gedanken zu konzentrieren. Das größte Veränderungspotenzial liegt bei der überwältigenden Mehrheit der »Normalköstler« – auch ohne dass sie alle »Veggies« werden müssten.

So motiviert startete ich im Herbst 2010 mein Blog »Unverbissen vegetarisch« und verpasste ihm gut gelaunt den Untertitel »... flexitarisch, vegetarisch, vegan? Hauptsache, die Richtung stimmt!«

Damit setzte ich mich zwar zwischen alle Stühle, erntete auch anfangs manch vorwurfsvollen Kommentar wegen mangelnder Konsequenz, doch mehrheitlich kommt meine Art, mich mit dem Thema auseinanderzusetzen, offenbar gut an. Der Blog hat ein paar hundert, in sehr aktiven Zeiten bis zu 1.500 Besucher täglich, was mich sehr freut. Doch sind die Texte eben Blog-typisch kurz und behandeln jeweils nur ein einziges Thema, oft nur ein Rezept. Wie viel von dem, was ich insgesamt vermitteln will, wirklich ankommt, werde ich nie erfahren.

Mit einem Buch wird das zwar nicht grundsätzlich anders, doch besteht immerhin die Chance, dass Menschen, die es kaufen, dank der Buchform mehr als nur ein Text-Häppchen zur Kenntnis nehmen. Diese Möglichkeit war es jedenfalls, die mich trotz anfänglicher

Skepsis nicht lange zögern ließ, als im November 2011 die Anfrage vom Trias-Verlag kam, ob ich mir »unverbissen vegetarisch« auch als Buch vorstellen könne.

Aus meiner Vorstellung ist nun Wirklichkeit geworden: nicht das »Blog als Buch«, sondern das »Buch zum Blog«. Keine Aneinanderreihung kaum verbundener Kurztexte, sondern eine komplett neu geschriebene Gesamtdarstellung, Bericht und Resümee zugleich. Meine Erfahrungen und Einsichten an, gut zwei Jahren zunehmend veganen, doch durchweg »unverbissen vegetarischen« Lebens, ergänzt um viele Informationen, die ich für das Blog niemals extra recherchiert und zusammengefasst hätte. Schließlich ist im Netz jegliches Wissen immer nur einen Mausklick entfernt, was gern zum Fehlschluss führt, alle hätten das potenziell zum Thema Verfügbare auch lange schon gelesen.

Teil 4 des Buchs, der sich den Bedenken widmet, inwiefern man bei einer überwiegend oder gänzlich pflanzlichen Ernährung Mangelzustände befürchten muss, war der Recherche-intensivste Teil. Wohingegen der Rezeptteil am Ende mich mehr in der Küche als am Computer beschäftigt hat. Kein Gourmet-Kochbuch sollte entstehen, sondern eine Sammlung jener alltagstauglichen Rezepte, die den wesentlichen Teil meines neuen »Standardprogramms« ausmachen. Die musste ich natürlich alle nochmal testen, schon der anzugebenden Mengen wegen. Allen, die bisher nicht oder nur wenig selber kochen, sei versichert: Es lohnt sich, das eine oder andere Gericht trotzdem auszuprobieren. Besonders schwierige Rezepte sind nicht darunter, eigentlich sollte das jede und jeder problemlos nachkochen können.

Sollten sich Fragen ergeben, zögern Sie nicht, Kontakt aufzunehmen! Auf www.unverbissen-vegetarisch.de finden Sie eine extra Seite für die Leserinnen und Leser dieses Buchs. Mit allen Links zu den Quellen und Verweisen aus den einzelnen Kapiteln zum bequemen Anklicken sowie mit verschiedenen Andockmöglichkeiten an mein virtuelles und reales Leben – und natürlich mit einem Kontaktformular für Ihre Nachricht.

Ich freue mich auf Sie!

» Ich hege keinen Zweifel darüber, dass es ein Schicksal des Menschengeschlechts ist, im Verlaufe seiner allmählichen Entwicklung das Essen von Tieren hinter sich zu lassen, genauso wie die wilden Naturvölker aufgehört haben, sich gegenseitig aufzuessen, nachdem sie in Kontakt mit zivilisierteren gekommen waren.«

Henry David Thoreau

Wie Alles Begann

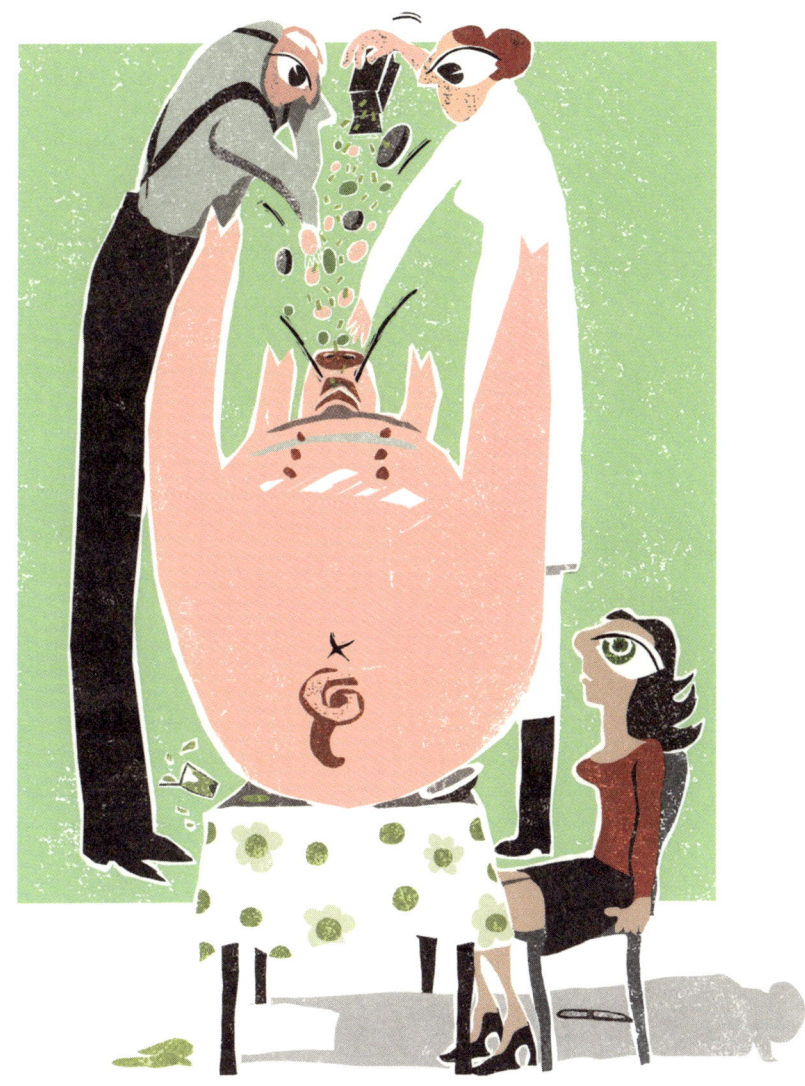

Unverbissen vegetarisch

Weder Wissen noch Moral waren mächtig genug, um mich zu konsequentem Handeln zu bewegen. Erfolgreich verteidigte ich meinen Fleisch-Konsum und fühlte mich nicht mal schlecht dabei. Bis zum Jahr 2010, dem Sommer, in dem sich alles änderte.

Was muss passieren, damit Wissen zu Handeln wird? Gibt es einen »richtigen Zeitpunkt«, an dem auf einmal gelingt, was bisher nicht machbar schien? Müssen wir mehr wissen, erst genug wissen, bevor wir aus den Alltagsroutinen erwachen und endlich etwas ändern?

Nein, Wissen alleine reicht nicht! Denn dieses Wissen lagert irgendwo im Hirn wie nicht gebrauchte Dateien auf einer Computer-Festplatte. Bei Bedarf kann man darauf zugreifen, was wir aber nur dann tun, wenn mithilfe des gespeicherten Wissens ein Problem gelöst, eine Frage beantwortet werden soll. Und nicht ausgerechnet dann, wenn wir gerade dabei sind, ganz unproblematisch ein Verlangen zu befriedigen: z.B. den Appetit auf ein gutes Steak oder einen Teller Spaghetti Bolognese.

In diesen Momenten wird das Wissen um die grausamen Lebensbedingungen, die unsere »Nutztiere« ertragen müssen, bevor sie im Akkord geschlachtet werden und auf dem Teller landen, zu überflüssigem, ja störendem Wissen. Blitzt es doch einmal auf – weil vielleicht ein Vegetarier oder Veganer dabei ist und kein Fleisch bestellt – wird es schnell wieder verdrängt. Auf die kurze Irritation folgen sogleich Argumente, warum das eigene Verhalten unter den nun mal gegebenen Umständen (!) doch in Ordnung ist. Der Verstand ist ein vorzüglicher und verlässlicher Diener der Lust, dem immer etwas einfällt, um das Gewissen zu beruhigen, wenn es sich dem Genießen störend in den Weg stellt.

Meine persönliche, bis in den Sommer 2010 immer gut funktionierende Ausrede war gewesen: »Ich kann doch nicht an allen Fronten kämpfen!« Es gibt doch so viel Elend auf der Welt, so viel Krieg, Hunger, Armut, Diskriminierung und Unterdrückung. Unzählige Menschen leiden und brauchen unsere Unterstützung, unsere Spenden, unser politisches Engagement. Das mit den Tieren ist auch schlimm, ja gewiss. Aber doch nicht sooo wichtig!

Vor allem dann nicht, wenn mich gerade das medium gebratene Steak mit Sauce béarnaise anlacht. Wurde mir die Fadenscheinigkeit meiner Ausrede dann doch mal bewusst, trat ich die Flucht nach vorne an: »Tja, ich bin halt nicht immer bei den Guten. Damit kann ich leben!«

Weder Wissen noch moralische Vorhaltungen waren also mächtig genug, um mich zu konsequentem Handeln zu bewegen. Fleischgerichte wollte ich mir nicht madig machen lassen, auch nicht von Veganern, die Fleisch-Konsumenten als »Leichenteil-Fresser« bezeichnen. Solche Anwürfe halte ich locker aus. Mit 50 plus ist man generell nicht mehr so sehr auf Bestätigung gepolt. So bin ich doch keine Jugendliche mehr, die auf die Akzeptanz einer »Veggie-Szene« angewiesen ist. Erfolgreich verteidigte ich so meine persönliche Ignoranz und fühlte mich nicht mal schlecht dabei. Bis zum Sommer 2010, in dem sich alles änderte.

Konfrontation, Mitgefühl, Wut und Ekel

Menschen sind emphatische Wesen: Wir sind zum Mitfühlen fähig und spüren das Leid des Anderen, wenn wir damit konfrontiert werden. Auch dann, wenn wir das gar nicht wollen. Dass dem so ist, führen Wissenschaftler seit Mitte der 90er-Jahre auf die damals entdeckten »Spiegelneuronen« zurück. Erst diese spezialisierten Hirnzellen, die dafür sorgen, dass wir von Schmerz und Freude Anderer »angesteckt« werden, machen uns zu sozialen Wesen, wobei sich das Mitfühlen nicht allein auf Menschen bezieht, sondern auch auf Tiere – umso mehr, je näher sie uns evolutionsbiologisch stehen.

Dass die Megaställe der Massentierhaltung von der Öffentlichkeit gut abgeschottet werden, dient einem einzigen Zweck: Wir sollen nicht sehen, was dort vorgeht, wo bis zu 60.000 Schweine in industriellen Mastanlagen auf stinkenden Spaltenböden ohne Einstreu stehen und niemals die Sonne sehen. Wir sollen nicht besichtigen dürfen, wie die Muttersauen die meiste Zeit ihres Lebens in sog. Kastenständen« und Abferkelkäfigen zubringen, in denen sie sich nicht einmal umdrehen können. Und schon gar nicht sollen wir dabei zusehen, wie den Ferkeln ohne Betäubung die Hoden heraus- und die Schwänze abgeschnitten werden. Letzteres, damit sie sich die nicht gegenseitig abbeißen vor lauter Langeweile und nur allzu verständlicher Aggressivität.

Der Blick auf das ganze Elend könnte uns den Appetit aufs gegrillte Nackensteak verderben, was nicht im Sinne der »Produzenten« sein kann. Schweine sind intelligente Säugetiere mit komplexem Sozialverhalten, sofern dazu die Möglichkeit besteht. Dass wir ihr Leiden mitfühlen, wundert nicht. Doch auch die Hühner, die in großen Hallen zu 25 auf einem Quadratmeter Beton dahinvegetieren, bevor sie nach nur fünf Wochen schlachtreif sind, erregen unser Mitleid. Bis zu 40.000 Tiere drängen sich in einer Halle ohne Tageslicht. Sie kennen nur das Fressen als einzige Beschäftigung, denn das Sätti-

14

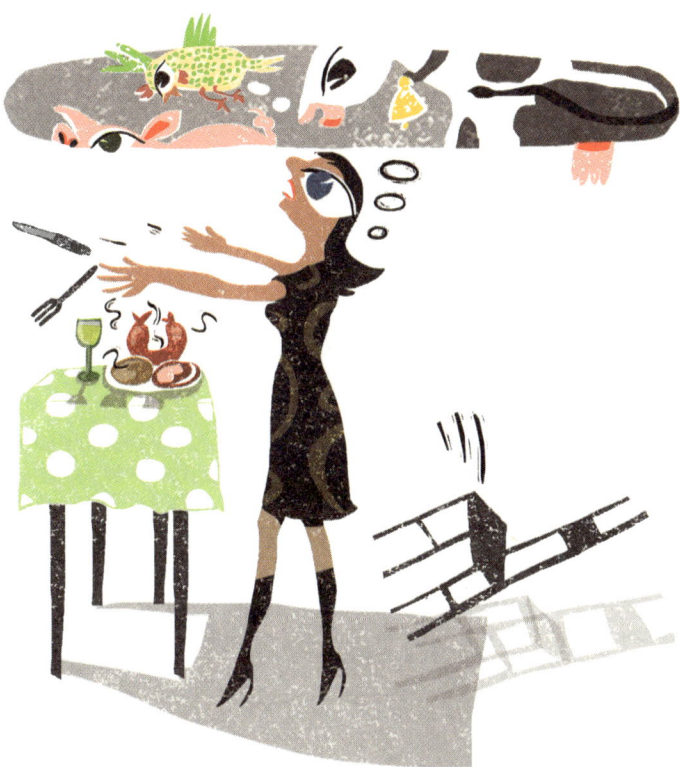

gungsempfinden hat man ihnen weggezüchtet, ohne Rücksicht darauf, dass Beine, Herz und Lunge mit dem schnellen Fleischzuwachs nicht mithalten können. Drei Prozent der Hühner halten denn auch nicht durch und sterben schon während der Mast, in Deutschland ca. 12,6 Millionen Tiere pro Jahr.

Habe ich das alles nicht lange schon gewusst? Ja und nein. Im Groben wusste ich natürlich, dass Massentierhaltung keine tierfreundliche Unterbringung ist, aber die grausamen Details, die nicht etwa bedauerliche Ausnahmen, sondern die Regel sind, standen mir so nicht vor Augen.

15

Doch zum Glück gibt es Medien, Bücher, das Internet! Und manchmal ereignet es sich, dass eine Veröffentlichung zum richtigen Zeitpunkt erscheint und so große Aufmerksamkeit bekommt, dass man sich dem nicht entziehen mag. Für mich war es das Buch »Tiere essen« von Jonathan Safran Foer, von einem Autor also, der bis dahin nicht mit ernährungskritischen Themen aufgefallen war. Es erschien im August 2010, wenige Wochen nachdem es einen neuen »Gammelfleisch-Skandal« gegeben hatte.

Wieder einmal war verdorbenes Rindfleisch frisch verpackt in den Verkauf gelangt. Verseucht mit Keimen namens »Clostridium estertheticum«, die sich am besten ohne Sauerstoff bei Kühlschrank-Temperaturen entwickeln. Die Vakuumbeutel, in denen Rindfleisch »reift«, bevor es für den Verzehr ausreichend mürbe ist, bieten diesen Bakterien eine optimale Entwicklungsumgebung. Das Fleisch zersetzt sich, wird schleimig, bildet Gase und beginnt zu stinken. Tja, und dann haben die Leute das verwesende Fleisch einfach umverpackt, anstatt es zu entsorgen. Im Supermarkt riecht man übrigens davon ja nichts mehr, wenn das Fleisch so schön folienverschweißt in der Vitrine liegt!

Erst im Frühjahr hatte ein großer Lebensmittelskandal um dioxinbelastetes Viehfutter aus der Ukraine die Gemüter erregt. An Hühner, Rinder, Schweine, Lämmer, Ziegen und auch Milchkühe in elf Bundesländern war der Dioxin-Mais verfüttert worden, diesmal waren vor allem Biobetriebe betroffen. Niemand wollte mehr Bio-Eier kaufen, und es wurde klar, dass auch »Bio« kein Garant für durchweg gesundes Essen ist. Damit brach auch das letzte Argument (»Ich kaufe nur bio!«) weg, mit dem man sich den Konsum von Tierprodukten zur Not noch »rundreden« konnte.

Beide Skandale reihten sich ein in eine Kette von Ereignissen, die in schöner Regelmäßigkeit dazu beitrugen, immer mehr Menschen den Appetit auf Fleisch zu verderben:

- **September 2009:** Die belgische Justiz ermittelt gegen Firmen aus Deutschland, Belgien, Frankreich und den Niederlanden wegen Handels mit tiefgefrorenem verdorbenem Hühnerfleisch, das noch aus der Zeit des Dioxin-Skandals von 1999 stammen soll (!).
- **Dezember 2008:** 2000 Tonnen Dioxin- und PCB-verseuchtes Schweinefleisch aus Irland sind in den Handel gelangt.
- **August 2007:** Es wird bekannt, dass ein bayrischer Händler 200 Tonnen Gammelfleisch umetikettiert und weiterverkauft hat, das bundesweit zu Döner-Kebab verarbeitet wurde.
- **Oktober 2006:** In Hamburg werden über fünf Tonnen bereits grünlich verfärbtes Fleisch beschlagnahmt. Wie viel davon bereits in den Handel gelangt ist, bleibt unbekannt.
- **November 2005:** 131 Tonnen vergammeltes Rind- und Putenfleisch werden in NRW, Niedersachsen und Hamburg sichergestellt. Große Mengen wurden jedoch bereits zu Hamburgern, Döner und Grillwürsten verarbeitet und verzehrt.

Das ist nur eine Auswahl! Sucht man bei Google nach »Fleischskandal« zusammen mit einer Jahreszahl, wird man immer mehrfach fündig, natürlich auch für die Jahre 2011 und 2012. Dabei hatte es doch in der Werbung immer geheißen, Fleisch sei »ein Stück Lebenskraft« – der Spruch wirkt mittlerweile geradezu zynisch!

Keine Tiere mehr essen

In diese Situation mit massiv verunsicherten, wütenden und angeekelten Konsumenten platzte das Buch »Tiere essen« wie eine mentale Bombe. Auf einmal schrieben auch die Leitmedien über den möglichen Verzicht auf Fleisch. Das Buch wurde schnell zum Bestseller, auch deshalb, weil es sich von anderen pro-vegetarischen Publikationen deutlich unterschied. Jonathan Safran Foer hatte als Jugendlicher bereits zeitweise vegetarisch gelebt, war aber wieder davon abgekommen. Als er dann Vater wurde, stellte sich ihm die Frage nach der richtigen Ernährung mit neuer Dringlichkeit, und er machte sich daran, die Bedingungen der »Fleischproduktion« im Detail zu erforschen. Drei Jahre recherchierte er und war zunächst schockiert über die Mauer des Schweigens, auf die er vonseiten der Massentierhaltungsbetriebe stieß. Tausende Unternehmen hatte er angeschrieben, keines davon war bereit, ihn zu empfangen, Fragen zu beantworten oder ihn gar die Ställe besichtigen zu lassen. Was er dann doch herausfand, erzählt er auf so spannende und berührende Weise, dass man das Buch kaum aus der Hand legen mag.

Jonathan Foer polemisiert nicht, sondern stellt Fragen und forscht nach Antworten. Er appelliert gleichermaßen an Gefühl wie Verstand, ohne dass man sich beim Lesen als Noch-Fleischesser niedergemacht fühlt. Man wird nicht mit Vorwürfen überschüttet, weil man Fleisch mag, sondern umfassend informiert: auf eine emphatische, die Gefühlslage des Noch-Fleischessers nicht diffamierende Art, der man sich kaum entziehen kann, ohne über eigene Konsequenzen in Sachen Ernährung nachzudenken. Neben dem Leid der Tiere kommen auch die immensen Umweltschäden durch die Massentierhaltung zur Sprache, ebenso die gesundheitlichen Risiken durch Antibiotika-Fütterung, resistente Keime und mutierte Viren.

Dass Foer keine rein vegetarisch-vegane Welt fordert, sich selbst auch eher als »Teilzeit-Vegetarier« darstellt, hat sehr dazu beigetragen, dass ich mich endlich aufraffen konnte, Trägheit und Gewohnheit zu überwinden: Schluss mit Fleisch und Wurst! Ich wollte nicht mehr Teil des Problems sein, sondern zur Lösung beitragen – soweit möglich, ohne in leidvollen Asketismus zu verfallen. Sollte mich also doch nochmal die Lust auf Fleisch länger verfolgen, würde ich eben eine Ausnahme machen und teures Bio-Fleisch kaufen.

Ohne diesen Vorbehalt hätte ich mir die Umstellung nicht zugetraut. Schließlich kenne ich mich und weiß, dass der alte Spruch »Der Geist

ist willig, aber das Fleisch ist schwach« seine Berechtigung hat, wenn die gewünschten Veränderungen allzu großformatig und absolut ausfallen. Das aber sollte mich nicht länger abhalten, Schritte in die richtige Richtung zu tun – am liebsten natürlich gleich große Schritte!

Warum nicht gleich vegan?

Dass es nicht genügen würde, Fleisch und Wurst wegzulassen und ansonsten weiter zu essen wie gehabt, war mir vom Start weg klar. Ich musste mich daranmachen, Jahrzehntelang gewohnte und geliebte Koch- und Ess-Traditionen zu ändern: Gulasch, Pizza, Schnitzel, das Würstchen zwischendurch, der durchwachsene Speck im Gemüse – all diese Alltagsgerichte waren so nun nicht mehr möglich, und ich begann, nach Alternativen zu forschen.

Wo? Natürlich im Internet. Unzählige Info-Seiten, Blogs und Magazine widmen sich dem Veggie-Thema: einerseits auf der Praxis-nahen Ebene der Rezepte, andererseits tobt da ein Meinungskampf ums richtige Leben und Ernähren, der hier und da mit harten Bandagen ausgetragen wird. »Vegetarier sind Mörder!« heißt z. B. eine recht bekannte Seite, die durchaus geeignet ist, gutwillige Einsteiger gleich massiv zu irritieren. Kostprobe:

》Es muß endlich Schluß sein mit der falschen Dichotomie, der Zweiteilung, bei der die Nichtvegetarier auf der einen und die Vegetarier und Veganer gemeinsam auf der anderen Seite stehen. Tatsächlich stehen nämlich die Vegetarier auf der falschen, auf der gleichen wie die Leichenfresser: auf der Seite der Tierausbeuter nämlich, derjenigen, die Tiere gefangenhalten, mißhandeln und umbringen, um Teile ihrer Körper, ihre Menstruationsprodukte oder Drüsensekrete zu konsumieren.«

(Quelle: http://vegetarier-sind-moerder.de/vegetarier-sind-moerder)

19

Aha, demnach wäre ich also immer noch bei den Bösen, solange ich noch irgendein Tierprodukt konsumiere! Der Versuch, mittels Sprache Eier als »Menstruationsprodukte« und Milch als »Drüsensekret« in den Ekelbereich zu verschieben, ist zwar originell, doch ein derart aggressiv-radikales Missionieren halte ich für kontraproduktiv. So manchen schreckt die verlangte Absolutheit sicherlich eher ab: Nicht nur Fleisch und Wurst weglassen, sondern auch gleich Milch, Butter, Joghurt, Quark, Eier, Käse und sogar Honig?

Ich las mehr über das »vegane Leben« und stellte fest, dass es leicht zur Vollzeitbeschäftigung ausarten kann. Um auch ohne Milchprodukte alle erforderlichen Nährstoffe zu bekommen, müsste ich meine Ernährung sehr genau planen und zumindest Vitamin B_{12}, das in Pflanzen nicht enthalten ist, künstlich zuführen. Zudem müsste ich konsequent das Kleingedruckte auf jedem Produkt im Supermarkt studieren, um winzige Spuren tierischer Herkunft zu erkennen und zu vermeiden. Sogar Wein sei, wie ich erfuhr, allermeist nicht vegan, weil er oft mit Gelatine oder Fischbestandteilen geklärt werde, genau wie manche klare Fruchtsäfte. Und natürlich müsste ich auch bei Klamotten und Kosmetik darauf achten, dass alles auch hundertprozentig pflanzlich ist.

Das vegane Universum erschien mir kurz gesagt als viel zu arbeitsintensiv, voller Verzichtsleistungen und extrem kompliziert. Allzu drastische Umstellungen meiner Lebensgewohnheiten würde ich sowieso nicht lange durchhalten, der Rückfall wäre garantiert nicht weit. Umso mehr bewunderte ich die Konsequenz der vielen, mehrheitlich jungen Menschen, die den veganen Lebensstil praktizieren und propagieren. Denn: Haben sie nicht eigentlich recht?

»Der Verbraucher will es nicht anders«

Will ich denn, dass Tiere leiden? Natürlich nicht! Ich wünsche mir glückliche Kühe, fröhliche Schweine und gesunde Hühner mit noch all ihren Federn, die in artgerechter Haltung ein angenehmes Leben führen. Was stattdessen zur Norm geworden ist, ist ein industrieller Komplex, für den das Tier bloßer Stoff, reines Material ist, den man in »Tierfabriken« maximal effektiv ausbeutet. Dass es sich um fühlende Wesen handelt, die genau wie wir Schmerzen und Todesangst erleiden, spielt da keine Rolle. Und wer ist angeblich schuld daran? Wir, die Verbraucher an der Ladentheke, heißt es immer, wenn diese Frage gestellt wird – und niemand widerspricht. Die einen hören und sehen sowieso weg, weil sie über diese Dinge lieber nicht nachdenken, die anderen schweigen betreten, kalt erwischt beim eigenen schlechten Gewissen.

Aber ist das schon die ganze Wahrheit? Nein! Wenn das Argument von den »Fleischerzeugern« oder Politikern kommt, ist es sogar eine volksverdummende Unverschämtheit. Dass Nachfrage und Angebot aufeinander reagieren und z. B. mehr Leute Hähnchen kaufen, wenn diese billiger angeboten werden, ist eine Binsenweisheit. Was aber ein marktfähiges Hähnchen ist, wie es aufgezogen, gehalten und geschlachtet wird, das bestimmen eben nicht die Verbraucher, sondern die Unternehmen im Clinch mit dem meist mehr der Wirtschaft als dem Tierschutz verpflichteten Gesetzgeber.

Man hat mich jedenfalls nicht gefragt, ob ich damit einverstanden bin, dass für meine Ernährung pro Jahr 40 Millionen männliche Küken (diese netten gelben fiependen Flaumbällchen, die alle mögen!) zerschreddert, erstickt oder vergast werden, gleich nachdem sie sich mühsam aus der Schale ins Leben gekämpft haben. Ihre Aufzucht lohnt sich angeblich nicht, da ihre Rasse zum Eierlegen und nicht für den Muskelaufbau »optimiert« wurde. Wer hat aber diese spezialisierten Züchtungen zu verantworten? Gewiss nicht

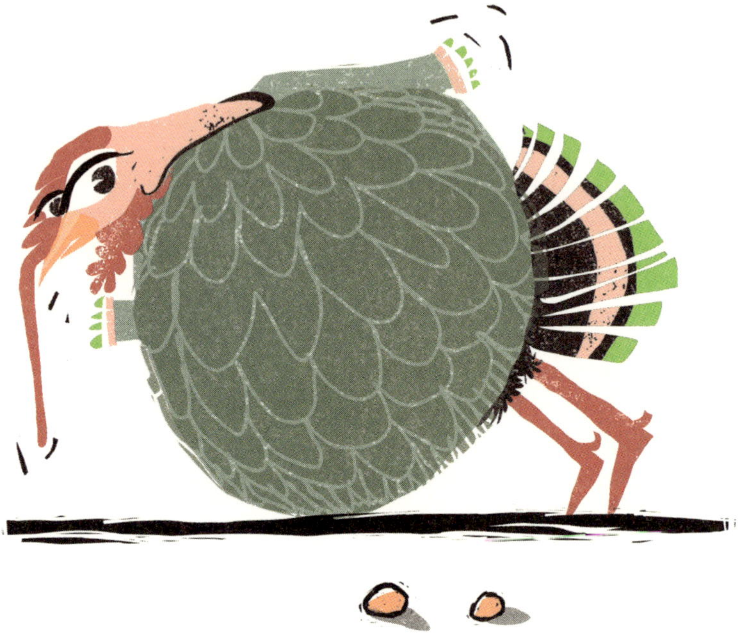

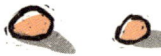

»die Verbraucher«, denn man kann ja nur kaufen, was auch im Angebot ist! »Optimierte Hähnchen« habe ich nie verlangt.

Ich habe auch nie zugestimmt, dass für noch ein bisschen billigeres Fleisch nur noch Puten mit überdimensionierten Brüsten gezüchtet werden sollen, die sich nicht mehr auf den Beinen halten können. Bedauernswerte Gestalten, die vornüberfallen und sich ab der 12. Woche nur noch liegend putzen können, auf mit Fäkalien durchnässter Einstreu.

Man hat mich nie gefragt, ob die Milch oder das Steak es mir wert sind, dass immer noch Kühe in sog. Anbindehaltung ihr Leben gefesselt zubringen müssen – auf so engem Raum, dass sogar das Aufstehen und Hinlegen zum Problem wird. Dass die Tiere den Haltungssystemen angepasst werden anstatt die Haltungssysteme den Bedürfnissen der Tiere. Dass man ihnen die Schnäbel kürzt, die Schwänze abschneidet, die Hornansätze ausbrennt und sie auf engstem Raum auf Spaltenböden zusammenpfercht.

Und natürlich hat mich auch keiner gefragt, ob es für mich in Ordnung ist, wenn Rinder zur Schlachtung auf langen Tiertransporten quer durch Europa gekarrt werden. Oder dass Schweine mit ansehen müssen, wie ihre Artgenossen mit der Elektrozange für die Schlachtung betäubt werden, bevor es sie selber trifft. Was dann oft im Akkord passiert: Grade mal zwei Sekunden pro Schwein hat der Schlachter in großen Schlachthäusern, um die Schlagadern durchzuschneiden. Klar dass es dabei zu Fehlern kommt, nicht als bedauerliche Einzelfälle, sondern massenhaft.

Dass deshalb in Deutschland pro Jahr 500.000 Schweine und 200.000 Rinder bei vollem Bewusstsein gesiedet oder zerteilt werden, obwohl es möglich wäre, das mittels mehr Zeit und Kontrolle zu vermeiden – dem hätte ich nie und nimmer zugestimmt, hätte mich jemand gefragt!

Und genau diese zu grausamer Normalität gewordene »Fehlerquote« eines an sich schon qualvollen Tierverwertungssystems war es denn auch, die mich zum einzigen Mittel greifen ließ, das mir bleibt, wenn ich nicht gefragt werde: Lieber gar kein Fleisch als eines, das durch so unsägliches Tierleid erkauft wird!

Gewissensfrage: Dürfen wir Tiere töten?

Hunde, Katzen, Hamster und Papageien werden geliebt und gehätschelt, wohingegen wir uns selten Gedanken machen, ob es eigentlich in Ordnung ist, die sogenannten »Nutztiere« als bloße Fleischlieferanten, als »Schnitzel in spe« zu behandeln. Dabei sind es doch fühlende Wesen, die in Intelligenz und Sozialverhalten den Haustieren nicht etwa unterlegen sind – wenn man sie entsprechend leben lässt. Für eine artgerechte Tierhaltung sprechen sich immerhin viele Menschen aus: Die Tiere sollen ein gutes Leben haben, bevor sie beim Schlachter landen. Und auch dort wünscht man sich einen möglichst »humanen« Umgang mit den Opfern unserer Fleischwirtschaft.

Doch auch das Töten selbst stellen immer mehr Menschen in Frage: Tierrechtler sprechen den Tieren einen unveräußerlichen Wert zu, unabhängig von ihrem Nutzen für uns Menschen. Die Gründerin der Tierrechtsorganisation PETA sagt:

> » Wenn es um Schmerz, Liebe, Freude und Angst geht ist eine Ratte gleich einem Schwein, gleich einem Hund, gleich einem Jungen. Jeder schätzt sein eigenes Leben und kämpft dafür.«

(Quelle: www.vebu.de)

Dass wir meinen, Tiere für unsere Zwecke nutzen und töten zu dürfen, ist aus dieser Sicht eine Diskriminierung anderer Spezies, genauso verwerflich wie die Diskriminierung aufgrund des Geschlechts, der Herkunft oder der sexueller Orientierung. Dass wir Hunde als Gefährten ansehen, Schweine und Hühner aber als Abendessen, ist demnach Ausfluss dieser abzuschaffenden Diskriminierung wegen Zugehörigkeit zu einer anderen Art.

Ich gebe zu, dass mir die Frage unangenehm war, als ich ihr im Internet begegnete. Würde ich es überhaupt fertigbringen, ein Schwein zu töten, bloß um mir ein Gulasch zu kochen? Mark Zuckerberg, der Chef von Facebook, isst angeblich nur Tiere, die er selbst getötet hat. Die Frage nach dem »selber töten« können oder wollen stellt sich automatisch, wenn ich darüber nachdenke, ob das Töten fühlender Wesen für den eigenen Nutzen so ganz grundsätzlich akzeptabel ist. Die meisten Menschen würden vermutlich lieber aufs Steak verzichten, wenn sie zuvor das Rind selber per Bolzenschuss betäuben

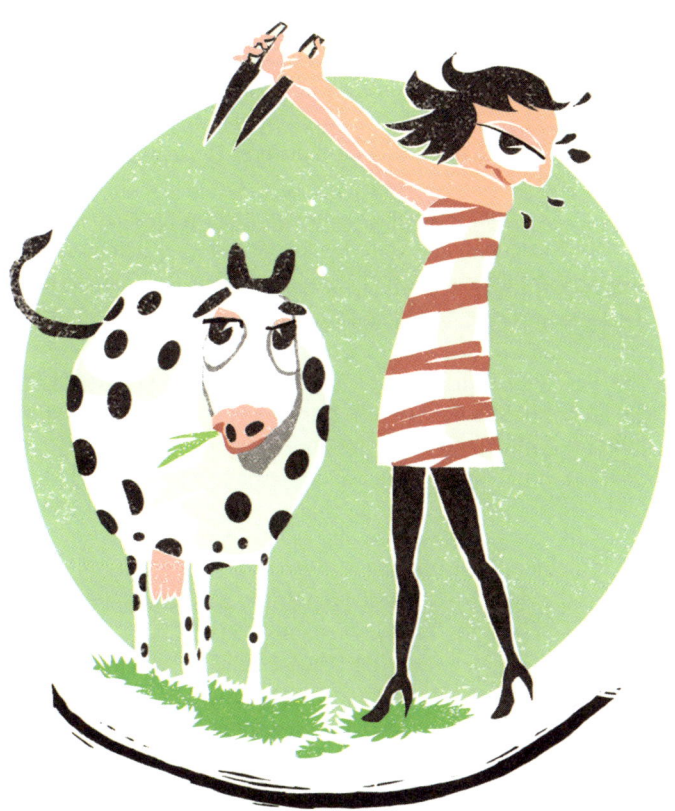

und ihm dann die Kehle durchschneiden müssten. Es wird angesichts dieser Vorstellung so fühlbar klar: Für uns geht es nur um ein leckeres Fleischgericht, das wir uns gönnen, auf das wir aber auch zugunsten pflanzlicher Alternativen verzichten könnten. Das Tier aber muss dafür auf alles verzichten, es wird vom Leben zum Tod befördert, einfach weil sein Fleisch uns schmeckt. Steht dieser rein genießerische Nutzen in einem akzeptablen Verhältnis zum Leid, das wir den Tieren antun?

Ja, das ist eine verdammt unangenehme Frage! Eigentlich kann sie kein mitfühlender Mensch aus ehrlichem Herzen bejahen, auch ich nicht. Man erkennt angesichts dieser Überlegung die eigene Raubtierseite, die halt doch das gebratene Steak schätzt und uns lockt, einfach nicht darüber nachzudenken, wenn es dann auf dem Teller liegt. Auch der zunehmend beliebte Spruch »Fleisch nur selten und wenn, dann bio« hilft aus diesem Dilemma nicht heraus.

Es gibt da einfach keine Lösung, die dem berechtigten Lebeninteresse der Tiere und dem Appetit auf Tierfleisch gerecht wird. Auch klassische Vegetarier, die auf Milchprodukte nicht verzichten, sind nicht außen vor: Schließlich müssen Kühe kalben, um Milch zu geben. Diese Kälber haben nur ein sehr kurzes Leben, dann landen sie als Kalbfleisch beim Metzger. Ihr per künstlichem Eisenmangel im Futter hell gefärbtes Fleisch gilt sogar als besonders »gesund«. Und nach vier bis fünf Jahren ist dann auch die »Hochleistungskuh« schlachtreif, obwohl Rinder normalerweise bis zu 20 Jahre leben würden.

Unverbissen vegetarisch: im Leben und im Blog

Wie verhalte ich mich nun zur tierrechtlichen Forderung und zur Stimme meines Herzens? Dieses Buch trägt den Titel »Unverbissen vegetarisch«, genau wie mein gleichnamiges Blog. Damit ist u. a. gemeint: Ich strebe durchaus danach, dem hohen Ideal zu entsprechen, aber ich mach' mich auch nicht fertig, wenn das nur annäherungsweise und partiell gelingt. Die Veränderung hin zu einer komplett tierproduktefreien Ernährung ist für mich nicht einfach so »aus dem Kopf« beschließbar. Klar kann man es versuchen, doch meine Lebenserfahrung hat mir gezeigt, dass ich auf Dauer scheitere, wenn ich Teile meiner selbst einfach verleugne bzw. von jetzt auf gleich in die Nicht-Existenz befehlen will. Es mag Menschen geben, die das auf die brachiale Art gut hinbekommen, für mich ist so eine Umstellung nur als längerer Prozess machbar. Ein Prozess schrittweiser Veränderung, der auch meine Gefühle und meinen Appetit, meine Gelüste und die seit vielen Jahren »eingefleischten« Kochtraditionen verändert – nachhaltig verändert, nicht nur für ein halbes Jahr.

So beschloss ich also im Herbst 2010, mich um die Einordnung in ernährungsspezifische Schubladen nicht weiter zu kümmern: »Flexitarisch, vegetarisch, vegan? Hauptsache, die Richtung stimmt!«, untertitelte ich mein Blog, mit dem ich künftig meine Umstellung auf eine immer pflanzlichere Ernährung begleiten würde. Ganz unverbissen, ohne Perfektionsanspruch und Geschimpfe auf Noch-Fleisch-Essende.

Als Motivationshilfe zum »Dranbleiben« kann ich das Bloggen nur wärmstens empfehlen! Gewöhnt man sich daran, in bestimmten Abständen neue Einträge zu verfassen, wirkt das dem Stillstand in Sachen Ernährungsumstellung entgegen: Etwas Neues auszuprobieren macht gleich viel mehr Spaß, wenn man darüber auch berichtet und Kommentare und Tipps von Anderen bekommt. Der Austausch erspart auch manchen Fehlweg und Fehlkauf, zudem lernt man interessante Menschen kennen, wenn man themenverwandte Blogs liest und auch selber kommentiert.

Neben diesen allgemeinen Vorteilen des Bloggens über ein neues Interessengebiet, dem man sich mit Herzblut widmet, hat mich die Reaktion auf »Unverbissen-vegetarisch.de« dann positiv überrascht. Bei den Recherchen vor dem Start hatte ich nämlich festgestellt, dass es fast nur »voll vegane« Blogs gibt, deren Autorinnen und Autoren mein »unverbissenes« Experiment natürlich bemerken würden. Ich rechnete damit, viel Kritik bis hin zum »Shitstorm« ertragen zu müssen, weil ich alle Varianten des Vegetarismus und sogar Menschen, die ihren Fleischkonsum nur minimieren wollen, als meine Zielgruppe ansehe. Dem war aber nicht so! Ganz im Gegenteil erntete ich viel Zuspruch – sowohl von Normalköstlern und Vegetariern als auch von Veganern. Hier ein paar Kommentare, die mir zeigten, dass ich auf dem richtigen Weg bin:

- »Anstelle einer dogmatischen Schwarz-Weiß-Sicht der Dinge finde ich es ebenfalls viel nützlicher, im positiven Sinn über alternative Ernährung zu berichten, Rezepte und Bezugsquellen zu zeigen oder Erfahrungen mit anderen auszutauschen. Genau das bringt uns vorwärts – nicht die Diskussion darüber, in welche Schublade man jemanden stecken könnte, der sich vielleicht gerade auf dem Weg zum Veganer befindet.« (Irmgard)
- »Wir finden diese Seite super, weil sie eben nicht mit dem erhobenen Zeigefinger vorgeht, sondern Tipps (wie eben Rezepte), wie man mehr Fleischloses in sein Leben leicht und genussvoll integrieren kann. Daumen hoch!« (Routinebrecher)
- »Ich finde dein Blog echt klasse und bin gerade dabei, es auf meinem Blog vorzustellen. Am besten gefällt mir dein Grundgedanke, dass es eben keine Diskriminierung geben soll. Motivation durch Aufklärung macht wirklich Sinn. Viele Fleischesser setzen sich nicht mit der Materie auseinander, weil viele Vegetarier/Veganer dazu neigen, jeden Fleischesser eines Besseren belehren zu wollen, und eine heftige Diskussion anfangen, die sie aufgrund der besseren Argumente zwar gewinnen, den Fleischesser damit aber auf keinen Fall bekehren, sondern eher erzürnen.« (Iro)

Die Suche
Nach dem Anderen
Essen

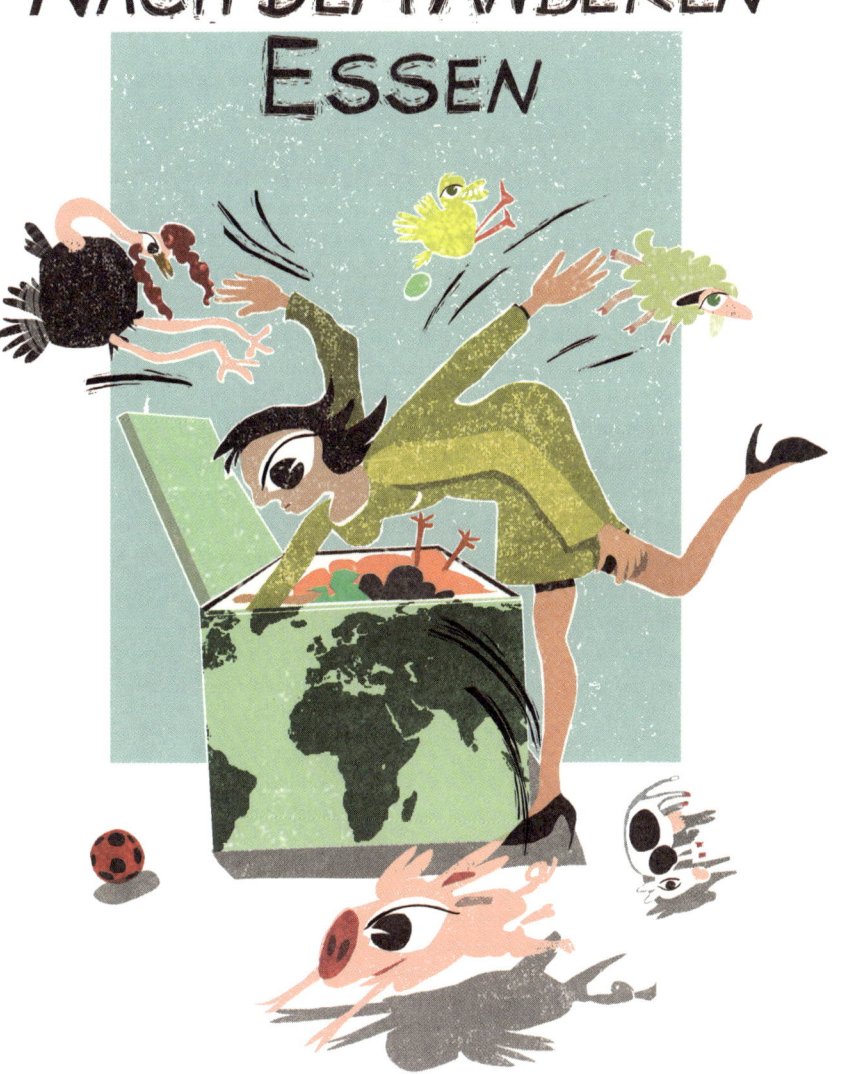

Ab sofort ist selbst kochen angesagt

Mich allein von Körnern, Gemüse und Salat zu ernähren war keine Perspektive. Ich habe es ausprobiert, doch reicht mir das einfach nicht. Auf der Suche nach dem anderen Essen entdeckte ich Seitan, Sojafleisch, Ei- und Milchersatzprodukte.

Was haben die Leute eigentlich früher gegessen, als Fleisch noch hauptsächlich als »Sonntagsbraten« vorkam? Meine Mutter machte manchmal noch Grießschnitten, die Großmutter sogar Grieß-Suppe, auch Linseneintöpfe gab es oft. Doch spätestens ab den 70er-Jahren war Schluss mit derlei »Arme-Leute-Essen«. Getreide und Hülsenfrüchte, früher vorherrschende Eiweißlieferanten, verschwanden weitgehend aus der Normalkost. Ein »richtiges Essen« bestand nun in aller Regel aus Fleisch mit relativ langweiligen »Beilagen«. Im Süden Deutschlands eher mit Nudeln, im Norden mit Kartoffeln.

Es wundert nicht, dass man in einem solchen Umfeld vornehmlich »Pudding-Vegetarier« wurde, wollte man dem Fleisch entsagen. Damit sind Fast-Food-Vegetarier gemeint, die Fleisch und Fisch einfach weglassen und konsumieren, was der Markt an fleischlosen Fertigprodukten zu bieten hat. Also jede Menge Süßspeisen, Kuchen, Pizza, Pommes, Dosensuppen und -gemüse: Das geht schnell und man muss nicht kochen – es ist aber alles andere als gesund.

Trotzdem schaute ich mich zunächst um, was es denn so an Fertigprodukten für Vegetarier gibt. Ich testete das spärliche Angebot der Supermärkte: vegetarische Schnitzel, Burger, Bratlinge und »Fleisch«-Bällchen schmeckten zwar nicht schlecht, aber auch nicht so gut, dass ich Appetit auf mehr bekommen hätte. Ihr Geschmack war einfach zu weit weg von den eigenen Vorlieben und Kochgewohnheiten. Und wenn schon Fertigprodukte mit Lust-Einbußen, dann hätte ich diese Dinge doch wenigstens auf rein pflanzlicher Basis haben wollen, nicht schon wieder mit Ei und Milcheiweiß versetzt! Zwar hatte ich nicht die Absicht, »voll vegan« zu leben, und konsumierte noch Käse und andere Milchprodukte, doch sollten diese zumindest weniger werden. Was aber dann?

Selber kochen war angesagt: In den ersten Wochen beschränkte ich mich auf Gemüsepfannen, Suppen, Salate, Pfannkuchen und Pilz-Nudeln. Für den schnellen Imbiss legte ich gebratene Zucchinischeiben aufs getoastete Roggenbrot. Ich bemühte mich um die Wiederentdeckung der Hülsenfrüchte, probierte den ersten selbst gemachten Burger aus Linsen und entdeckte die 5-Minuten-Polenta: in Gemüsebrühe gekochter Maisgries, den man auf einem Blech abkühlen und fester werden lässt. In Teile geschnitten lässt sich die Polenta über mehrere Tage als schnelle Mahlzeit anbraten und mit immer anderem Gemüse oder Salat variieren.

Ich bemühte mich redlich um Abwechslung, probierte indische und asiatische Rezepte, doch irgendwie fehlte mir was: Fleisch! Nicht etwa das blutige Steak, das hatte ich auch früher selten gegessen. Aber richtige Burger, Schnitzel, Bolognese, Wurst! Ich vermisste die traditionellen Fleischgerichte, die ich jahrzehntelang gekocht und gern gegessen hatte. Mein Käsekonsum stieg, anstatt zu sinken, was mir gar nicht gefiel. Langsam merkte ich, dass alles Bisherige erst der Anfang in Sachen »Umstellung« gewesen war. Ein größeres Abenteuer zeichnete sich ab: die Suche nach dem Fleischersatz bzw. nach Alternativen, die wirklich befriedigen.

Verzicht ist nicht mehr nötig

Im klassischen Vegetarismus, dessen Vertreter allermeist noch Milchprodukte, manchmal auch Ei nutzen, herrscht im Wesentlichen eine Praxis des einfachen Verzichts. Vegetarische Kochbücher enthalten unzählige Rezepte, in denen alles und jedes »mit Käse überbacken« wird – klar, dass der Fleischverzicht so kaum zum Ausprobieren anderer eiweißlastiger Produkte verleitet. Allenfalls Tofu, »Soja-Käse«, wird gelegentlich genutzt, doch die traditionellen Vegetarier in meinem Bekanntenkreis kommen gut ohne derlei »Ersatz« aus und belächelten meine ersten Experimente mit Alternativen aus Weizeneiweiß (Seitan), Sojafleisch und Tofu.

Mit mehr Käse anstatt Fleisch kann man gut leben und gut essen, aber kann es das schon gewesen sein, wenn man doch eigentlich die Massentierhaltung ablehnt? Auch Milchkühe stehen in Massenställen, werden auf Hochleistung gezüchtet und nach nur vier bis fünf Jahren geschlachtet. Und die Umwelt hat auch nicht viel davon, wenn statt Fleisch-Rindern eben das Milchvieh immer mehr wird.

Zum großen Glück für Menschen wie mich, die den Geschmack ihrer gewohnten Fleischgerichte auf Dauer nicht missen möchten, hat die junge Bewegung der Veganer für einen massiven Wandel in Sachen Fleischersatz gesorgt. »Verzicht ist nicht mehr nötig!«, propagieren die Vertreter einer konsequent pflanzlichen Ernährung. Man muss nur auf andere, aus Pflanzen gewonnene Produkte umsteigen: Seitan aus Weizengluten, texturiertes Sojafleisch sowie neue, geschmackvolle Varianten von Tofu lassen – richtig zubereitet – kaum noch Wünsche offen. Von diesen nicht unwesentlichen Veränderungen im Sektor pflanzlicher Ernährung hatte ich bisher fast nichts gewusst. Doch die appetitlichen Fotos von »Wie-Fleisch-Gerichten« auf veganen Blogs und Rezepte-Seiten zeigten, was alles möglich ist. Es lag nun an mir, dem neuen Kochen eine Chance zu geben.

Stroh zu Gold spinnen: »Fleischgerichte« aus Seitan

Anstatt mich mit überbackenen Käsegerichten zu bescheiden, eröffnete sich mir so ein neues, umfangreiches Experimentierfeld fürs kreative Kochen. Schon die ersten Versuche mit Seitan aus Weizengluten waren so vielversprechend, dass ich begeistert darüber bloggte: »Und aus Mehl werden Steaks!« Ich kam mir vor wie die Müllerstochter im Märchen, der das geheimnisvolle Rumpelstilzchen gezeigt hatte, wie man Stroh zu Gold spinnt. Nicht nur, dass mich meine ersten Seitan-Schnitzel mit Pilzen bezüglich der erreichten Fleischähnlichkeit schon schwer beeindruckten: Das verwendete Weizeneiweiß kostet auch nur einen Bruchteil der Summe, die man selbst für billigstes Massentierhaltungsfleisch ausgeben müsste. Was für eine Entdeckung: gut für den Appetit auf Fleisch, gut für die Umwelt und auch noch gut für den Geldbeutel – ich war hin und weg!

Ein Grundrezept für die Herstellung von Seitan aus Weizengluten findet sich im Rezeptteil auf Seite 129. Deshalb hier nur das Wichtigste in Kürze: Gluten ist das Eiweiß des Weizens, das man aus einem Teig aus Mehl und Wasser durch »Auswaschen« selber herstellen kann. Da das aber mühsam ist und dabei viel Mehl im Ausguss landet, ziehe ich die Zubereitung aus fertig gekauftem Glutenmehl vor. Der Seitan-Grundteig entsteht aus einem Teil Glutenmehl vermischt mit Flüssigkeit. Bereits das Mehl kann mit trockenen Gewürzen angereichert werden, als Flüssigkeit eignet sich Gemüsebrühe mit Sojasauce. Gut durchgeknetet wird der Seitanteig dann wiederum in gewürzter Brühe gekocht oder gedämpft, wobei er sein Volumen deutlich vergrößert und die fleischähnliche Konsistenz entwickelt. Das Ergebnis kann dann wie Fleisch in vielerlei Rezepten weiterverarbeitet werden. Zum Braten und Grillen gewinnt Seitan den gewünschten kräftigen Geschmack, indem man ihn noch einige Stunden mariniert (S. 127).

Ursprünglich wurde Seitan von chinesischen und japanischen Zen-Buddhisten entwickelt und anstelle von Hühner- und Schweine-fleisch verwendet. Im deutschsprachigen Raum waren es die Anhänger der Makrobiotik, die dieser Fleischalternative zu einer gewissen »Bekanntheit in der Nische« verhalfen. Mittlerweile werden Seitan-gerichte von kreativen Veganern beworben und verbreitet. Seitan enthält viel Protein, kein Cholesterin und wenig Kohlenhydrate, ist also ein Nahrungsmittel, das auch der schlanken Linie guttut.

In der Folge dieser rundum erfreulichen kulinarischen Entdeckung wuchs nun mein Unverständnis, dass diese Alternative gesamtge-sellschaftlich nahezu unbekannt ist. Warum muss denn überall so viel Fleisch verwendet werden, wenn doch (fast) dieselben Genüs-se auch anders zu haben sind – ganz ohne Tierleid und Umweltbe-lastung? Sogar das Preis-Argument scheint bedeutungslos, obwohl man doch unzählige Gastronomen erleben muss, die an allen Ecken und Enden sparen. Warum bieten sie denn nicht mal ein preiswer-tes Seitangericht an? Klar, ein gutes, medium gebratenes Steak aus argentinischem Rindfleisch lässt sich durch nichts ersetzen. Aber die meisten anderen beliebten Fleischgerichte sind mit Fleischalterna-tiven machbar – richtig gut sogar!

Für meine fleischessenden Freunde kochte ich nun allerlei Seitan-gerichte und stellte fest, dass sie nicht einmal bemerkt hätten, dass das »Geschnetzelte« kein Fleisch enthielt, wenn sie es nicht von mir erfahren hätten. Auch die Bolognese aus Sojaschnetzeln wurde nicht als »nur pflanzlich« erkannt. Ich las von Experimenten mit veganem Gulasch in Universitäts-Mensen, auch dort ging das Gericht bei vie-len Studenten locker als Fleischgericht durch.

So langsam wurde mir immer deutlicher, dass »Fleisch essen« nicht einfach nur eine Geschmacksfrage, Tradition und Gewohnheit ist, sondern fast eine Art Religion. Aufrechterhalten und ständig ver-stärkt von mächtigen Interessengruppen, die an der derzeitigen

Fleischwirtschaft verdienen und alles dafür tun, dass das auch so bleibt (»Fleisch ist ein Stück Lebenskraft«).

Über Moral und Geschmack

Gegenwind in Sachen Fleischersatz gibt es jedoch nicht nur von den »herrschenden Kräften«, die etwas zu verlieren haben. Bei meiner Erkundung der vegetarisch-veganen Kommunikationswelten stellte ich zwar fest, dass es eine große Nachfrage nach Fleischersatz gibt. Viele kleine Firmen und Spezialversender bieten vegetarische Schnitzel, vegane Braten, Veggi-Würste und vegetarisches Grillgut. Sie alle finden offenbar genug Käufer, denn der Markt für »wie Fleisch«-Produkte scheint zu boomen.

Andrerseits bemerkte ich eine recht seltsam anmutende Kritik von Seiten mancher Veganer und Vegetarier: Wenn ein Lebensmittel die Nähe zum Fleisch-Erlebnis wirklich schafft, melden sich alsbald Stimmen, die meinen, »ordentliche Vegetarier« brauchten keinen Ersatz, der so ähnlich schmeckt. Schließlich sei Fleisch für die menschliche Ernährung nicht erforderlich, also sei es falsch, an diesem Geschmackserlebnis zu hängen.

Dieses Argument klingt ganz so, als sei es eine Sünde, wenn sich unser Geschmack nicht auf Kommando änderte, bloß weil wir den vernünftigen Entschluss gefasst haben, kein Tierfleisch mehr zu konsumieren. Das Motiv für den Verzicht ist für viele Neu-Veggies ja zuvorderst die Ablehnung der Massentierhaltung, deren Zustände zum Himmel stinken. Ein Anliegen also, das eigentlich alle teilen sollten: Vegetarier, Veganer und auch kritische Fleischesser, die ihren Konsum zumindest senken wollen.

Wer allerdings bei der verständlichen Suche nach richtig gutem Fleischersatz schon gleich angegriffen wird, wird in der Motivati-

35

on, vom Fleisch wegzukommen, ganz gewiss nicht gestärkt. Im Gegenteil, viele erleben solche Vorwürfe als sektenhaft und fanatisch, moralinsauer und lustfeindlich.

Auch die Meinung, Fleischersatz sei nur ein Übergangsphänomen für Einsteiger, weil das Verlangen danach mit dem »richtigen Bewusstsein« auf Dauer verschwinde, halte ich für wenig hilfreich. Denn bei weitem nicht alle entwickeln einen Ekel vor Fleisch, sondern lediglich einen Ekel vor der Art und Weise, wie Tiere gehalten werden, bevor sie im Kochtopf landen.

Und mehr noch: Das größte Potenzial, den allgemeinen Fleischkonsum wirkungsvoll zu reduzieren und damit die derzeitige Massentierhaltung unrentabel zu machen, liegt nicht bei den Vegetariern und Veganern, sondern bei den vielen ganz »normal« zu viel Fleisch essenden Menschen, die gar nicht vorhaben, dem Fleisch komplett zu entsagen. Die allermeisten von ihnen wissen nicht, was ich nach einiger Sucherei herausgefunden habe: Es gibt den nahezu perfekten Fleischersatz – auf jeden Fall für all die vielen Gerichte, bei denen es mehr auf die Kochkunst als auf das Ausgangsprodukt ankommt. Was ja im Grunde ebenso für Tierfleisch gilt, wenn man mal vom noch blutigen Steak absieht, das seinerseits aber auch nicht ganz ohne Gewürze und Grillsaucen mundet.

Fleischalternativen für Fleischesser

Dass z.B. Seitan nicht allgemein bekannter ist, liegt daran, dass es aus der Nische der veganen und makrobiotischen Szene nur langsam herauskommt und selbst dort im oben beschriebenen Sinn umstritten ist. Im Gegensatz zu Sojaprodukten und Tofu kann man Seitan auch nicht im Supermarkt kaufen. Man stößt erst darauf, wenn man sich selber für eine vegetarische Ernährung und eben auch für »Fleischersatz« interessiert.

Doch auch Fleischesser haben vielfach ein Interesse daran, die Menge zu reduzieren – sei es aus politisch-ethischen Gründen oder zu Gunsten der Gesundheit. Und auch der Preis ist ein Aspekt: Zwar beklagen wir alle, dass Massentierhaltungsfleisch so billig ist, aber wer weiß schon, dass sich aus 500 Gramm Weizengluten für ca. 1,70 Euro ganze 1.400 Gramm richtig wohlscheckender Fleischersatz herstellen lassen? Okay, es kommen noch ein paar Gewürze dazu, aber der Preisunterschied bleibt dennoch immens.

Und so wird aufgrund der oft engstirnigen, ja feindseligen Kommunikation mancher Veggies gegen alles, was mit Fleisch auch nur von Ferne zu tun hat, das große Potenzial des »Weizenfleischs« kaum genutzt. Würde Seitan als Fleischalternative für alle kommuniziert, die einen respektablen Eigenwert neben Tierfleisch hat (gesund, kalorienarm, cholesterinfrei, umweltfreundlich, billig!), dann käme man dem gemeinsamen Ziel, die Massentierhaltung in der derzeitigen Form abzuschaffen und die Umwelt zu entlasten, mit großen Schritten näher.

Kurzum: Fleischersatz ist für alle gut, nicht nur für Vegetarier. Wer so etwas nicht mag, muss es ja nicht essen.

Texturiertes Soja: so faserig wie Fleisch

So begeistert ich von meinen Seitan-Gerichten auch war, so fehlte ihnen doch durchweg die von Tierfleisch gewohnte »Faserigkeit« im Kau-Erlebnis. Von der Konsistenz her erinnert Seitan maximal an Leberkäse. Fasern sind dem Weizengluten nun mal nicht eigen, was in Burgern und Bolognese auch nicht vermisst wird, wohl aber bei Schnitzeln und im »Geschnetzelten« (S. 119).

Ein guter Grund, es mit der zweiten großen Alternative zu versuchen: texturiertes Sojafleisch, das es als Granulat (für Füllungen,

Frikadellen und Bolognese), als Schnetzel, als Medaillons und als »Big Steaks« gibt. Es handelt sich dabei um ein Trockenprodukt, das vor der Zubereitung »wie Fleisch« in Würzbrühe kurz gekocht werden muss. Hergestellt wird es aus Sojamehl, das unter Druck und Hitze gepresst, im Extruder aufgebläht und so in die gewünschte Form gebracht wird.

Vorurteile gegen die ziemlich »technische« Herstellung dieser vielfältig einsetzbaren Fleisch-Alternative teile ich nicht: schließlich ist auch die Fleischproduktion alles andere als natürlich und geht mit massivem Tierleid und nicht mehr vertretbarer Umweltschädigung einher.

Mich allein von Körnern, Gemüse und Salat zu ernähren, ist ebenfalls keine Perspektive; derlei Asketismus habe ich ausprobiert und bin daran gescheitert. Ein paar Wochen oder Monate geht es gut, dann schwächelt mein Weltverbesserungs-Vorsatz angesichts gefühlter tausendjähriger Gewohnheiten, und die Lust auf Fleisch bzw. die Sehnsucht nach pikanten Fleischgerichten wird schier unabweisbar.

Heute kann mir das nicht mehr passieren, Sojafleisch sei Dank! Zwar ging mein erster Versuch mit Soja-Steaks ein wenig schief, da ich das trockene »Steak« nur mit kochender Brühe übergossen und nicht lange genug eingeweicht hatte. Leicht enttäuscht schrieb ich einen Blogartikel über allzu faserige Genüsse, in dem ich dem Sojafleisch aufgrund seiner schier unendlichen Haltbarkeit allenfalls einen Platz im »Krisenvorrat« einräumte.

Was für ein Irrtum! Allen, die mit Fleischalternativen experimentieren, möchte ich ans Herz legen, jeder Substanz mehrere Versuche zu gönnen. Auch traditionelle Fleischgerichte bekommen ja nicht alle gleich wohlschmeckend zustande, die noch nie zuvor ein Fleischgericht gekocht haben. Im Umgang mit Sojafleisch muss man sich ebenfalls eine »Lernkurve« zugestehen – dranbleiben lohnt auf jeden Fall!

Mein zweiter Versuch wurde dann auch ein voller Erfolg: Auf dem Video-Portal Youtube war ich auf einen Kurzfilm mit dem vielversprechenden Titel »Sensationelle Schnitzel selbst gemacht – VEGAN« gestoßen. Kochender Experte ist Peter vom Blog »Die Umsteiger – weg vom Fleisch!« (http://dieumsteiger.blogspot.de), der viel mit Fleisch-Alternativen experimentiert und mit seinen Rezepten dem jeweiligen Original ungeheuer nahe kommt.

Dass man aus Soja-Medaillons aber auch richtig gute »Wiener Schnitzel« herstellen kann, hätte ich mir niemals träumen lassen! Noch am selben Tag probierte ich das verblüffend einfache Rezept aus: Die in Gemüsebrühe gekochten Medaillons werden zunächst zwischen Küchenbrettern ausgepresst, um die Flüssigkeit loszuwerden, dann von beiden Seiten mit Salz Pfeffer und Paprika gewürzt. Anschließend taucht man sie in eine Mischung aus Wasser, Mehl, Hefeflocken, und Salz, und wendet sie in Semmelbröseln. In der Pfanne mit genug richtig heißem Öl wenige Minuten ausgebraten, entstehen so tatsächlich knusprige »Wiener Schnitzel«, die geschmacklich und optisch keine Wünsche offen lassen (S. 121).

Insbesondere die Faserstruktur trägt zur wahrlich verblüffenden Fleisch-Ähnlichkeit bei. Dass man sich beim Kauen nicht so anstrengen muss, ist mehr Vorteil als Nachteil, insbesondere für Menschen, die nicht mehr ohne weiteres »kraftvoll zubeißen« können. Die ersten Gäste, denen ich die Schnitzel zum Testen vorsetzte, teilten denn auch meine Begeisterung. Gerade die etwas weichere und trotzdem knusprige Konsistenz fand großen Gefallen. »So sollte Fleisch eigentlich schmecken«, meinte ein lieber Freund, der sich an vergleichsweise zähe und geschmacklose Schnitzel aus Billigfleisch erinnerte. Und ein anderer Gast, den ich gar nicht erst aufgeklärt hatte, konnte gar nicht genug davon bekommen.

So öffneten nur die »Wiener Schnitzel« das Tor zum Reich der Rezepte mit texturiertem Sojafleisch. Geschnetzeltes, Ragout, Bolognese, Schnitzel und Rouladen – all das war jetzt auf rein pflanzlicher Basis machbar, ohne dass mir geschmacklich irgendetwas fehlte. Ich bestellte mir im einschlägigen Versandhandel eine 5-Kilo-Packung mit Soja-Medaillons für 25 Euro. Da aus der Trockensubstanz bei der Zubereitung das zwei- bis dreifache Volumen Pflanzenfleisch entsteht, entspricht das einem Kilopreis von 33 bis 50 Cent. Die Menge reicht mir für mehr als ein Jahr, da ich nebenher ja auch noch gelegentlich Sojagranulat, Schnetzel, »Big Steaks« und andere Fleischalternativen verwende.

Was ist drin im Sojafleisch?

Anders als Seitan ist Sojafleisch glutenfrei, also auch für Gluten-Allergiker geeignet. Es enthält Vitamin A, B_1, B_2, B_6, E und Folsäure sowie Kalzium, Kalium, Magnesium und Lecithin. Der hohe Anteil an pflanzlichem Eiweiß bringt alle essentiellen Aminosäuren und ungesättigte Fettsäuren mit. Cholesterin findet sich im Sojafleisch dagegen nicht, zudem ist es fettarm und glänzt mit wertvollen Isoflavonen, Ballaststoffen und Spurenelementen.

Das im Handel angebotene Sojafleisch wird in aller Regel in der EU hergestellt, auf den Packungen bzw. in der Produktbeschreibung findet sich der Hinweis, dass keine gentechnisch veränderten Zutaten enthalten sind. In der Trockenmasse schlägt Sojafleisch mit ca. 280 Kalorien pro 100 Gramm zu Buche, was sich angesichts der Verdoppelung bzw. Verdreifachung der »Fleischmasse« bei der Zubereitung allerdings entsprechend halbiert bzw. drittelt. Damit ist texturiertes Sojafleisch sogar ein »schlankeres« Lebensmittel als Tierfleisch, wobei es natürlich noch darauf ankommt, wie viel Fett man bei der Zubereitung hinzufügt.

Tofu, das kulinarische Chamäleon

Auch Tofu, das eher käseartige fermentierte Produkt aus Sojamilch, wird in manchen Zubereitungsformen als »Fleisch-Alternative« betrachtet. Wer jetzt die Augen rollt und dieses Kapitel am liebsten überspringen will, sitzt einem Vorurteil auf, das heute nicht mehr passt. Ja, der sogenannte »Naturtofu« ist ein weitgehend geschmackloses Nahrungsmittel, doch mittlerweile gibt es viele vorgewürzte Sorten, verschiedene Konsistenzen und unzählige Rezepte, die das Produkt aus den Eiweißbestandteilen der Sojabohne zur schmackhaften Alternative für Fleisch, Käse und Quark machen.

Trotz dieser von vielen Veggies verkündeten Botschaft war Tofu zunächst das Letzte, was ich mir auf meiner Reise in Richtung pflanzlicher Ernährung antun wollte. Zu sehr hatten mich frühere Fehlversuche abgeschreckt, den faden weißen Blöcken Geschmack einzuhauchen. Auch hatte Tofu lange ein Image, das von genussfeindlichen Körnerfreaks und missionarischen Sektierern geprägt war und nicht gerade zur Motivation beitrug.

Die persönliche Tofu-Renaissance erlebte ich dann auf der Suche nach einem Ersatz für durchwachsenen Speck und Schinkenwürfel. Erstaunt und erfreut entdeckte ich Räuchertofu, der sich dafür wunderbar eignet. Klein gewürfelt, pikant gewürzt und scharf angebraten gibt er Gerichten wie »Linsen und Spätzle« (S. 138) und Gemüsepfannen den gewissen rauchig-salzigen Geschmack, auf den ich nur ungern verzichten würde. Gebratene Nudeln mit Zwiebeln und Räuchertofu ergeben zusammen mit einem frischen Salat ein schmackhaftes, schnell zubereitetes Alltagsgericht. So richtig »hin und weg« war ich dann aber, als ich ein Rezept für pflanzliche Leberwurst ausprobierte: Aus Kidney-Bohnen und Räuchertofu, gebratenen Zwiebelwürfeln und ein paar Gewürzen entstand eine Leberwurst, die zu meiner Freude sogar fleischessende Freunde voll überzeugen konnte (S. 133).

Nach diesem Erfolgserlebnis war ich nun doch bereit, auch den anderen Tofu-Varianten eine zweite Chance zu geben, die mittlerweile in vielerlei Formen angeboten werden: etwa Seidentofu, der sich mit seiner besonders weichen Konsistenz gut für Süßspeisen eignet. Grilltofu gibt es in mehreren Geschmacksrichtungen, er lässt sich gut als Würfel auf Spieße stecken, ohne beim Grillen auseinanderzufallen. Sogar Naturtofu wird kulinarisch verwendbar, wenn man ihn mehrere Stunden in Sojasauce oder andere Gewürzmarinaden einlegt. Dabei empfiehlt es sich, den Tofu immer zu würfeln oder zumindest in Scheiben zu schneiden, damit er auch gut durchzieht.

Die Mühe, ein wenig zu experimentieren, lohnt sich auf jeden Fall: Mit Tofu hat man ein hochwertiges Grundnahrungsmittel, das auch in Bio-Qualität zur Verfügung steht. Gebraten, gegrillt oder frittiert lässt er sich zu Burgern, Klößen, Schnitzeln und als Nudelfüllung verarbeiten, kann wie Käsewürfel einen Salat aufpeppen, als Brotaufstrich dienen und in süßen Desserts Verwendung finden. Wer die Mühe des Kochens scheut, findet mittlerweile auch eine breite Palette an Fertigprodukten auf Tofu-Basis. Hier haben mich insbesondere die »Tofu-Wiener« bzw. »Frankfurter« überzeugt, die von Würstchen aus Fleisch fast nicht mehr zu unterscheiden sind. Wer es nicht weiß, bemerkt es nicht: Meine Tests mit »Omnivoren« (= Allesessern) haben das mehrfach bestätigt.

Ernährungsphysiologisch ist Tofu sowieso ein Lebensmittel, das mit Spitzenwerten glänzt: Tofu ist fettarm, cholesterinfrei und unterstützt mit nur 72 Kalorien pro 100 Gramm die schlanke Linie. Er ist mineralstoffreich, enthält z. B. Kalium, Kalzium und Eisen, und versorgt uns mit E- und B-Vitaminen. Tofu wirkt ausgleichend auf das Säure-Basen-Verhältnis, da er – anders als Fleisch – kein Säurebildner ist. Zahlreiche ungesättigte Fettsäuren, biologisch aktive Pflanzenwirkstoffe (Isoflavone) und acht essentielle Aminosäuren, wie sie auch im Fleisch vorkommen, vervollständigen das positive Gesamtbild.

Vor diesem Hintergrund wirkt es schon sehr seltsam, dass dieses hochwertige Lebensmittel in Deutschland zunächst gar nicht produziert werden durfte. Obwohl in Asien seit Jahrtausenden in Gebrauch, gab es bis 1990 ein »Milchgesetz«, dessen Paragraph 36 unter Androhung von Geld- und sogar Freiheitsstrafen untersagte,

>> Milch und Milcherzeugnisse zur Verwendung als Lebensmittel nachzumachen oder solche nachgemachten Lebensmittel anzubieten, feilzuhalten, zu verkaufen oder sonst in den Verkehr zu bringen.«

Dieser Passus wurde erst aufgrund einer Entscheidung des Europäischen Gerichtshofs geändert, der das deutsche Recht in diesem Punkt als unvereinbar mit europäischen Marktgesetzen und Verträgen ansah. Den Tofu verdanken wir also Europa, nicht etwa der Einsicht hiesiger Politiker, die lieber Massentierhaltung, Fleisch- und Milchwirtschaft fördern als wirklich gesunde Lebensmittel.

Soja, die Wunderbohne: gesundheitliche Aspekte

Zwar war und ist mein Hauptmotiv, auf Fleisch zu verzichten, ein ethisches, doch will ich nicht versäumen, hier auch auf die gesundheitlichen Vorteile hinzuweisen, die der Sojabohne zugesprochen werden. Hochwertiges Protein, essentielle Fettsäuren und Ballaststoffe sind ja bei weitem nicht alles, was diese Wunderbohne zu bieten hat.

Die sogenannten »sekundären Pflanzenstoffe« wie Saponine, Phytosterine, Phospholipide, Phytoöstrogene, Polyphenole, Phytinsäure, Protease-Inhibitoren, Flavonoide und Lecitine entfalten auch medizinische Wirkungen, wie verschiedene internationale Studien nachgewiesen haben.

Der Vegetarierbund Deutschland (www.vebu.de) hat auf seinen Webseiten die wichtigsten Forschungsergebnisse zusammengestellt. Demnach haben Wissenschaftler die cholesterinsenkende Wirkung von Sojaproteinen bereits in den 70er-Jahren entdeckt. Seitdem wurden viele weitere Untersuchungen durchgeführt, die zu erfreulichen Ergebnissen kamen:

- **Soja enthält Anticarcinogene**, also Stoffe, die dem Krebs vorbeugen. Insbesondere gilt das für hormonbedingte Krebserkrankungen wie Brustkrebs und Prostatakrebs. In Asien, wo Sojaprodukte Teil der Alltagsnahrung sind, treten diese Krebsarten auch tatsächlich sehr viel seltener auf als in westlichen Gesellschaften.
- **Soja beugt Herzerkrankungen vor:** Mehrfach ungesättigte Fettsäuren (inkl. Omega 3), Isoflavone, Ballaststoffe und das cholesterinfreie Soja-Eiweiß tragen zu einem Sinken des Cholesterinspiegels bei. Insbesondere wird das schädliche LDL-Cholesterin reduziert.
- **Soja vermindert die Beschwerden der Wechseljahre:** Hitzewallungen sind z. B. in Asien kaum bekannt. Die in der Sojabohne enthaltenen Isoflavone sind hormonähnliche Substanzen, die dabei helfen, den Abfall des Östrogenspiegels in dieser Zeit auszugleichen.
- **Soja beugt Osteoporose vor:** Frauen sind nach der Menopause besonders von der Verringerung der Knochendichte betroffen, die sich durch verstärkten Kalziumentzug entwickelt. Die bereits genannten Isoflavone wirken zusammen mit dem Sojaprotein diesem Effekt entgegen, wie eine amerikanische Studie ergeben hat: Frauen, die viele Sojaprodukte konsumierten, hatten eine deutlich bessere Knochenstruktur.

Alles in allem sind Sojaprodukte also nicht nur für Vegetarier und Veganer ein gesunder Ersatz für Fleisch- und Milchprodukte, sondern ein empfehlenswertes gesundes Nahrungsmittel für alle.

Fleischlos schützt die Umwelt – oder nicht?

»Aber der Soja-Anbau vernichtet doch den Regenwald!« Dieses Argument wird von Fleischessern gerne gegen Alternativen aus der Sojabohne vorgebracht. Meist ist es aber gar nicht die Sorge um die Umwelt, die da spricht, sondern eher das eigene schlechte Gewissen, das nach stichhaltigen Gründen sucht, warum eine weitgehende Umstellung auf pflanzliche Ernährung nicht zu vertreten sei. Aber sei's drum: Ein Argument ist ein Argument und soll schließlich beantwortet werden.

Alsdenn: Die Vernichtung des Regenwalds geschieht in der Reihenfolge Holz, Vieh, Soja. Erst kommen die Holzfäller und schlagen die wertvollen Bäume, dann folgen Viehzüchter, die »bereinigen« den Rest. Dann erweist sich die Viehzucht als weniger profitabel, und es wird Soja angebaut, das lukrativ exportiert werden kann.

Wohin? Natürlich zu uns! In unseren heimischen Massentierhaltungen müssen ca. 14 Millionen Rinder, 23 Millionen Schweine, eine Million Schafe und viele Millionen Hühner und Puten ernährt werden. Bundesdeutsche Anbauflächen reichen dazu jedoch bei weitem nicht aus, weswegen der Großteil der Futtermittel – im Wesentlichen Soja – importiert werden muss.

80 Prozent der Sojaproduktion landen also als eiweißreiches Mastfutter in den Massentierhaltungen von Nordamerika und der EU, 10 Prozent werden zu Agrartreibstoffen verarbeitet, 9 Prozent werden in der Margarineherstellung verwendet und etwa 1 Prozent für andere Soja-Lebensmittel (Quelle: www.faszination-regenwald.de).

Um eine Fleischkalorie zu produzieren, werden (je nach Tierart) 7–14 Kalorien aus pflanzlichem Futter benötigt. Wer also auf Fleisch verzichtet und selbst Sojaprodukte verzehrt, erspart der Umwelt den

Umweg der sogenannten »Veredelung« per Tierfleisch und trägt schon mengenmäßig wesentlich zur Schonung des Regenwalds bei. Eine Tasse Sojabohnen enthält so viel Eiweiß wie ein 150-Gramm-Steak. Wir brauchen den Raubbau an der Natur also gar nicht, und wer das einsieht, ist in Sachen Umwelt- und Regenwaldschutz auf jeden Fall weiter als jeder Fleischverzehrer.

Hinzu kommt, dass Sojaprodukte wie Tofu, Sojamilch und texturiertes Soja, die hierzulande angeboten werden, nicht aus Bohnen hergestellt sind, die in Regenwaldgebieten angebaut wurden. Die Hersteller achten sehr darauf, ihren Rohstoff aus nachhaltig bewirtschaftetem, oft sogar europäischem Anbau zu beziehen. Genaue Angaben über die Herkunft finden sich auf deren Webseiten, denn Transparenz und Nachhaltigkeit ist für die meisten Konsumenten von Fleisch- und Milchalternativen ein hoher Wert. Man sieht also, wie wenig stichhaltig das »Regenwald-Argument« ist!

Studie: 95 Prozent weniger Klimagase

Doch damit nicht genug: Das Sustainable European Research Institute (SERI) hat im Jahr 2011 die ökologische Nachhaltigkeit gängiger Fleisch-Alternativen im Vergleich zu Tierfleisch untersucht. Dabei schnitten Seitan, Tofu und Sojagranulat in allen getesteten Bereichen um Längen besser ab als Fleisch.

So verursacht z.B. die Produktion eines Kilos Sojafleisch (Feuchtmasse) 0,79 Kilo klimaschädlichen CO_2-Ausstoß. Seitan bringt es auf 1,15 Kilo, Naturtofu ist mit 1,1 Kilo dabei. Das ist verschwindend wenig verglichen mit gemischtem Hackfleisch, dessen Produktion gleich 8,2 Kilo CO_2-Emissionen verursacht. Würde man also in Deutschland lediglich Hackfleisch durch Sojafleisch ersetzen, könnte so viel CO_2 vermieden werden, wie 4 bis 7 Millionen Autos im Jahr verursachen.

Beim Landverbrauch sieht es ähnlich aus: Die Hackfleischproduktion benötigt inklusive Futtermittelanbau 8,3 Quadratmeter Fläche pro Kilo und Jahr, Sojafleisch nur 1,34 und Seitan gar nur 0,88 Quadratmeter. Bezieht man Bio-Fleisch in den Vergleich ein, fällt der Unterschied sogar noch drastischer aus, denn Bio-Rinder und Schweine haben (glücklicherweise!) mehr Platz zum Leben: Ganze 46,02 Quadratmeter Landverbrauch pro Kilo Bio-Hack schlagen da zu Buche, wogegen die Alternative aus Bio-Sojagranulat nur 0,59 Quadratmeter Fläche benötigt. (Quelle: VEBU/www.vebu.de).

Wer nur diese wenigen Fakten kennt, ist für Streitgespräche über Fleischalternativen und Umwelt bestens gerüstet.

Und was ist mit der Wurst?

Diskutiert man über den Abschied vom Fleisch, denken die meisten ans Steak, an Schnitzel, Braten und Bouletten. Recht oft hört man heute in solchen Gesprächen auch die Aussage: »Ich esse nur ein- bis zweimal pro Woche Fleisch«. Von der statistischen Wahrheit ist das weit entfernt, denn laut Statistik des Bundesverbands der Deutschen Fleischwarenindustrie verzehrten Deutsche im Jahr 2010 pro Person 61,6 Kilo Fleisch- und Wurstwaren. Und diese »Wurstwaren« sind es denn auch, die so mancher bei der Selbsteinschätzung in Sachen Fleischkonsum mal eben locker vergisst. Auch ich hatte mich als Wenig-Fleisch-Konsumentin gesehen, dabei aber die Salami auf der Pizza, das Wiener Würstchen vom Imbiss, die Kalbsleberwurst auf dem Brot und allerlei ähnliche wurstige »Kleinigkeiten« nicht mit einberechnet. Dabei machen diese Häppchen, die oft gar nicht Hauptbestandteil einer Mahlzeit sind, einen erheblichen Anteil am Fleischverbrauch aus: Rund 1,5 Millionen Tonnen Wurst erzeugte die Fleischwarenindustrie im Jahr 2011 (Quelle: www.bvdf.de/presse/mgv2012_pressemeldung), wobei Fleischwaren in Fertiggerichten, Suppen und Teigwaren noch gar nicht inbegriffen sind.

Nachdem ich das offensichtliche Fleisch weggelassen und durch Fleischalternativen ersetzt hatte, fehlte mir also noch immer etwas: die Wurst! Anders als beim Gulasch kommt man da nicht gleich auf die Idee, sich seine Wurst selber zu kochen, also schaute ich mich in Bio-Läden und im Versandhandel nach »veganen« Würsten um. Das Angebot wird von Monat zu Monat größer und man kann einiges Geld loswerden, bevor man zufriedenstellende Alternativen gefunden hat. Hängengeblieben bin ich bei veganen Wiener und Frankfurter Würstchen, auch die verschiedenen Bratwürste »à la Thüringer« fanden Gefallen. All das gibt es leider meist nicht im Supermarkt von nebenan, da ist strategisches Einkaufen erforderlich, will man in Sachen Wurst immer wohl versorgt sein.

Als ich dann – inspiriert durch den Austausch mit Anderen in meinem Blog – erstmalig selbst eine pflanzliche Leberwurst zubereitete, war ich hin und weg! Die mit dem Mixer ins »Leberwurstformat« transformierte Mischung aus Kidneybohnen, Räuchertofu und Gewürzen begeisterte nicht nur mich, sondern kam auch bei befreundeten Fleisch- und Wurstessern sehr gut an (siehe Rezept S. 134). Wieder einmal war ich bass erstaunt, wie wenig es bei solchen Zubereitungen auf den Grundstoff ankommt. Viele merkten gar nicht, dass diese Leberwurst kein Fleisch enthielt. Warum muss also alle Welt Leberwurst aus Tierfleisch konsumieren, wenn es doch so einfach auch anders geht?

So motiviert machte ich mich ans Ausprobieren diverser Aufschnitt-Rezepte. Für die Zubereitung wählte ich die Variante »Wurst im Sturzglas«, weil sich das am einfachsten zu Hause machen lässt. Ich mischte Weizengluten (Seitan-Fix) mit Räuchertofu, geschnittenen Zwiebeln und vielen Gewürzen, gab Gemüsebrühe, Tomatenmark, Öl und Sojasauce dazu und knetete alles zu einem Seitan-Teig zusammen, den ich in die Gläser füllte. Zugeschraubt und eine bis eineinhalb Stunden gekocht, gestürzt und in dünne Scheiben geschnitten, entstand so mein erster Seitan-Aufschnitt. Im Glas kann sich der Teig nicht so ausdehnen, sodass das Ergebnis eine wurstig-feste Konsistenz bekommt. Man muss allerdings ein bisschen experimentieren, bevor das Ergebnis in Konsistenz und Geschmack wirklich stimmt (siehe Rezept S. 129).

Um mir die Sache zu vereinfachen, bestellte ich im Versandhandel für Metzgerei-Bedarf dann auch Würzmischungen für klassische Wurstrezepte, die meinen Würsten einen recht »mainstreamigen« Geschmack gaben. Mag man mit den Gläsern nicht umgehen, kann man dort gleich künstliche Wursthäute mitbestellen und ist dann auch optisch sehr nah dran an normaler Wurst.

So zubereitete pflanzliche Wurst lässt sich auch sehr gut als schneller Imbiss in Scheiben anbraten oder gewürfelt in einer Nudelpfanne verwenden. Wer Spaß an der Wurstküche hat, findet im Internet unzählige Wurstrezepte für weitere Experimente: einerseits die veganen Varianten mit Fleisch-Alternativen, andererseits kann man Wurstrezepte aus dem Bereich der Hobby-Wurstküche selbst entsprechend abwandeln.

Fleisch lässt sich ersetzen, aber Ei?

Genau wie das innen noch rosa oder gar blutig zubereitete Steak als gefühlt »fleischigstes« Fleischgericht lässt sich das weiche Frühstücksei durch keine stimmige Alternative ersetzen. Weil aber Eier immer wieder im Mittelpunkt diverser Futtermittelskandale standen, war mein Appetit auf Ei schon vor der Ernährungsumstellung auf »weitgehend pflanzlich« deutlich gesunken. Die vielen neuen Gerichte, die ich nun aus vielerlei Fleischalternativen zubereitete, sättigten meinen Eiweiß-Hunger mehr als ausreichend, sodass mich keine Gelüste nach Ei plagten. Was aber sollte nun den Pfannkuchenteig lockern? Wie würde ich Bratlinge und Burger binden, so ganz ohne Ei?

Kein Problem! Obwohl Eier beim Kochen und Backen als schier unverzichtbar gelten, gibt es dafür doch gute funktionierende Alternativen, die der Vegetarierbund Deutschland (VEBU) für verschiedene Anwendungen empfiehlt:

- **Stärkemehl/Sojamehl:** Wird ebenfalls mit Wasser angerührt und eignet sich für Kuchen und Gebäck. Insbesondere Sojamehl kann einen charakteristischen Nachgeschmack hinterlassen.
- **Ei-Ersatzpulver:** Das fertige Bindemittel besteht hauptsächlich aus Maisstärke und Lupinenmehl und kann einfach mit Wasser angerührt werden. Es eignet sich ideal für leichtes Gebäck, Kuchen oder Bratlinge. Ei-Ersatzpulver ist in Reformhäusern, Bioläden sowie gut sortierten Supermärkten erhältlich.
- **Reife Banane:** Eignet sich gut für Kuchen. Banane einfach zerdrücken und in den Teil einrühren. Eine halbe Banane entspricht einem Ei. Banane schmeckt im Gebäck leicht vor.
- **Apfelmus:** 80 g Apfelmus entsprechen einem Ei. Sehr gut bei Muffins und feuchten Teigen. Der Apfelgeschmack geht beim Backen fast vollständig verloren.
- **Leinsamen:** Gut bei schwerem oder Vollkorn-Gebäck. Ein bis zwei Esslöffel gemahlener Leinsamen und drei Esslöffel Wasser ersetzen ein Ei.

(Quelle: https://vebu.de/lifestyle/essen-a-trinken/pflanzliche-alternativen/808-unbedenkliche-alternativen-zu-ei).

Meinen persönlichen Bedarf an Ei-Ersatz zu Bindungszwecken konnte ich gut mit dem Ei-Ersatzpulver »NoEgg« decken. Wenn das mal nicht zur Hand ist, tuts auch ein Löffel Gluten, das ich für die Seitan-Zubereitung immer vorrätig halte. So komme ich sehr gut ohne Eier aus, doch hab' ich interessehalber ein Rezept ausprobiert, das vom veganen Starkoch Björn Moschinski stammt. Sein »Rührei ohne Ei« (siehe Rezept S. 135) hat mich schwer beeindruckt! Was er aus Tofu und Zwiebeln kreiert, schmeckt tatsächlich wie Rührei mit Speck und verblüfft jeden, der es probiert.

Ich staune immer wieder, was alles ohne Tierprodukte möglich ist, und bedaure umso mehr, dass es kein gesamtgesellschaftliches Anliegen ist, diese zu vermeiden, wo man sie nicht unbedingt braucht. Beispielsweise in Nudeln: Das klassische italienische Pasta-Rezept kommt ohne Eier aus, die Nudeln bestehen einzig aus Hartweizengrieß. Trotzdem gibt es im Supermarkt immer noch viele Sorten Eiernudeln. Warum? Im Geschmack habe ich noch nie einen Unterschied feststellen können und ich bezweifle, dass das in einem Blindtest vielen gelingen würde.

Wer also auf das weiche Ei zum Frühstück nicht verzichten mag, kann dennoch beim Kochen und Backen Eier ersetzen bzw. Produkte ohne Ei kaufen. Und damit die Nachfrage nach den Produkten der Massentierhaltung senken helfen, ganz ohne fühlbaren Verzicht.

Milchprodukte: vom Loch im Bauch der Kuh

Wer sich Vegetarier nennt, ernährt sich von Pflanzlichem und Produkten »vom lebenden Tier« – so die Definition und meist auch die Praxis. Milch im Kaffee, Joghurt, Sahne, Quark und jede Menge Käse als vielfältige Fleisch-Alternative: das alles gleich auch noch aufzugeben, wenn man sich schon vom Fleisch verabschiedet, ist für viele ein zu großer Schritt.

Auch an mir selber musste ich das erfahren: Schon bald nach meinem Einstieg ins fleischfreie Leben hatte ich versucht, mich »so pflanzlich wie möglich« zu ernähren, und auch alle Milchprodukte weggelassen. Da ich aber noch keine Erfahrung mit Milch-Alternativen hatte, fehlten mir all die gewohnten Dinge sehr. Schon nach wenigen Wochen ließ ich die Zügel wieder lockerer. Schließlich ist die Milchwirtschaft nicht ganz so grausam wie die Fleischproduktion und das Käsemachen doch immerhin eine großartige menschliche

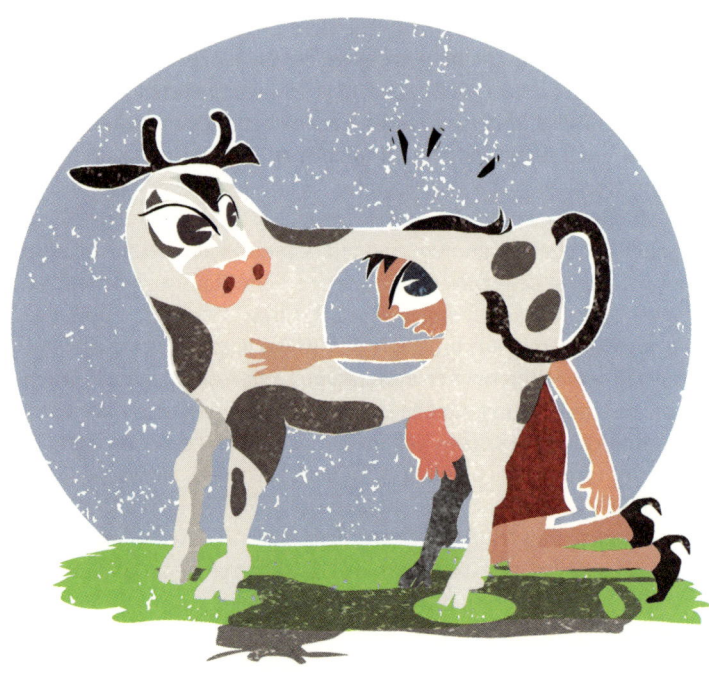

Kulturleistung. So beruhigte ich jenen Teil in mir, der einfach nicht will, dass Tiere für meine Ernährung leiden, wohl wissend, dass auch in der Milchwirtschaft keine glücklichen Kühe existieren: Ihr Kalb wird ihnen weggenommen, damit sie weiter Milch in riesigen Mengen produzieren – und schon nach zwei bis drei Kälbern sind sie »ausgezehrt« und kommen im jugendlichen Alter von vier bis fünf Jahren auf den Schlachthof.

Mehr Motivation zur Veränderung als diese schlichten Fakten verschafften mir dann aber Berichte, auf die man zwangsläufig stößt, wenn man am Thema dranbleibt. So schickte mir ein »normal essender« Freund einen langen GEO-Artikel »Animal Farm« von Oliver Lück. Es ist die Geschichte von Jan Gerdes und Karin Mück, die ihren

Bauernhof zu einem Altersheim für Tiere gemacht haben – und natürlich auch die Geschichte der Schweine, Kühe, Pferde und Hühner, die das unglaubliche Glück haben, dort einfach nur leben zu dürfen. Eine dieser Geschichten eines Kuh-Lebens hat mich dann allerdings so schwer geschockt, dass mein Appetit auf Milch drastisch in den Keller ging:

» auch Manuela, eine Kuh aus dem Versuchslabor einer Universität, hatte vier Jahre lang nur gekachelte Räume gesehen. Sie wurde mit einem Loch im Bauch, so groß wie das Bullauge einer Waschmaschine, nach Butjadingen gebracht. Diese Öffnung, eine sogenannte Pansenfistel, wird den Tieren seitlich herausgeschnitten. Es gibt einen Schraubverschluss, durch den man in den Pansen der Kuh greift und den Mageninhalt herausnimmt und untersucht. So kann Futter entwickelt werden, das die Milchkühe noch effizienter werden lässt. Heute hat Manuela nur noch ein kleines Loch, aus dem hin und wieder Pansensaft herausspritzt, oder es zischt, da Gase entweichen. Das Geld für die nächste Operation wird noch gesammelt.«

(Quelle: GEO online, 27.1.2012: www.geo.de/GEO/mensch/70749.html)

Es mag für manche vertretbar sein, Kühe »zu Forschungszwecken« so zu behandeln, mich widert dieses für die Forscher so bequeme »Loch im Bauch der Kuh« extrem an. Zeigt es doch aufs Deutlichste das Elend der gesamten Massentierhaltung: Die Kuh wird als reine Maschine gesehen, die »optimiert« werden muss, damit das Produkt weniger kostet. Und die Menschen, die sich daran beteiligen, müssen ihre Menschlichkeit, die Fähigkeit, mit der leidenden Kreatur mitzufühlen, unterdrücken bzw. ignorieren. Was für eine miese Veranstaltung, jenseits aller Würde und Ästhetik! Es reicht offensichtlich noch nicht, dass man die Milchleistung der Kühe in den letzten hundert Jahren bereits um das Zehnfache gesteigert hat, sodass z. B. eine »Hochleistungskuh« der Rasse Holstein-Friesian zwischen 8.000

und 11.000 Liter Milch produziert, Spitzentiere gar 14.000 Liter. Dass für nur einen Liter Milch 500 Liter Blut durch die Milchdrüsen der hypertrophierten Euter fließen müssen, was der Stoffwechselleistung eines Dauermarathons entspricht. Zahlreiche Krankheiten sind die Folge, was eine EU-Studie der EFSA (Europäische Behörde für Lebensmittelsicherheit) auch amtlich feststellt:

» Es wurde festgestellt, dass die der Milchleistung zugrunde liegende genetische Komponente mit dem Auftreten von Lahmheit, Mastitis, Fortpflanzungs- und Stoffwechselstörungen positiv korreliert.«

(Quelle: www.efsa.europa.eu/de/efsajournal/pub/1143.htm)

Ist Milch tatsächlich so gesund?

Glaubt man der Werbung, wundert man sich, dass die Menschheit während des größten Teils der Evolution ohne Milch auskommen und sich weiter entwickeln konnte. Die Befürworter preisen das wertvolle Eiweiß, das Fett als Träger der fettlöslichen Vitamine A, D, E und K und den in der Milch enthaltenen Milchzucker. B-Vitamine und die Mineralstoffe Kalzium, Magnesium, Zink und Phosphor komplettieren den angeblich so gesunden Mix der Inhaltsstoffe. Besonders das Kalzium in der Milch wird zur Osteoporose-Vorbeugung als nahezu unverzichtbar hingestellt, als gäbe es keine anderen Kalziumquellen auf der Welt. Die Deutsche Gesellschaft für Ernährung (DGE) empfiehlt eine Trinkmenge von täglich 200 bis 250 Milliliter fettarmer Milch, und für eine »Milchkampagne« zahlte die EU glatt fünf Millionen Euro Zuschuss, um das Image der Milch noch weiter zu verbessern.

Diese Erfolgsgeschichte der Milch wird in den letzten Jahren allerdings durch immer mehr wissenschaftliche Studien und Aussagen von Ärzten in Frage gestellt. Die Fähigkeit, Milch zu verdauen, hat sich in Europa überhaupt erst parallel zur Ausbreitung der Tierzucht entwickelt, und noch heute haben ca. 15 Prozent der Bevölkerung eine Laktose-Intoleranz. Hinzu kommen Kuhmilch-Allergien, die besonders Säuglinge, aber auch Erwachsene entwickeln, oft lange ohne dass die Betroffenen wissen, worunter sie leiden.

Neben diesen Fakten, über die weitgehend Konsens herrscht, tobt ein heftiger Meinungskampf zwischen den Milch-Befürwortern und jenen, die Milchprodukte als für den menschlichen Konsum schädlich ansehen. Kaum eine Zivilisationskrankheit, die nicht mit der Milch in Zusammenhang gebracht wird: Krebs, Arteriosklerose, Herz-Kreislauf-Krankheiten, Diabetes, Übergewicht, mehr oder weniger gut unterlegt mit wissenschaftlichen Studien der letzten 30 Jahre. Beeindruckt hat mich in dem Zusammenhang, dass der in China noch sehr seltene Brustkrebs umgangssprachlich auch als »Reiche-Frauen-Krankheit« bezeichnet wird, was die angesehene englische Wissenschaftlerin Professor Jane Plant auf den Milchprodukte-Konsum zurückführt. Der ist in China nämlich kaum verbreitet, nur die »reichen Frauen« in Großstädten wie Hongkong oder Shanghai, die den westlichen Lebensstil annehmen, können sich diese Produkte überhaupt leisten.

Abgesehen von möglichen Krankheitsursachen weisen Kritiker auch noch darauf hin, dass Milch heute nicht mehr als Naturprodukt verstanden werden könne. Wärmebehandelt und für die längere Haltbarkeit homogenisiert, sei sie oft mit Schadstoffen aus der Massentierhaltung wie etwa Rinder-Wachstumshormonen, Antibiotika und Rückständen aus mit Giftstoffen kontaminiertem Futter belastet.

Es würde den Rahmen dieses Buches sprengen, all die vielen Aussagen über schädliche Wirkungen der Milch darzustellen und zu bewerten. Wer sich einen tief schürfenden Überblick verschaffen will, dem sei das Buch »Milch besser nicht« von Maria Rollinger empfohlen, die drei Jahre rund um Milch und Milchprodukte recherchiert hat. Ihre Studien hatte sie nicht etwa als »Milchgegnerin« begonnen, sondern weil sie als Juristin beruflich mit entsprechenden Fragen konfrontiert wurde. Unterstützt wurde sie von der Ernährungsberaterin Ulrike Martin-Plonka, doch ich empfehle das Buch gerade weil sie selbst Juristin ist: Komplett an den Haaren herbeigezogene Behauptungen sind da nicht zu erwarten, Juristen kennen ja meist ihr Prozessrisiko.

Was, wenn die Wahrheit umstritten ist?

Schon bald nachdem ich begonnen hatte, mich ins Thema »Milch und Milchprodukte« einzulesen, fühlte ich mich außerstande, mir angesichts der vielen widersprüchlichen Aussagen eine gut fundierte eigene Meinung zu bilden. Lediglich in einem Punkt, der mich als Frau über 50 besonders tangiert, bemühte ich mich darum, »die Wahrheit« dingfest zu machen. Nämlich in der Frage, ob man als Frau sein Osteoporose-Risiko erhöht, wenn man weitgehend auf Milchprodukte verzichtet. Zum Glück ist dies nicht der Fall, denn der Kalziumbedarf lässt sich auch mit grünem Gemüse, Grünkohl, Fenchel, Brokkoli, frischen Kräutern, Hülsenfrüchten, Getreide sowie kalziumhaltigem Mineralwasser decken. Für eine ausreichende Kalzium-Aufnahme ist zudem auch noch Vitamin D erforderlich, das im Milchfett nur in sehr geringen Mengen enthalten ist. Im Soja-Drink, der beliebtesten Milch-Alternative, wird Kalzium und Vitamin D mittlerweile von etlichen Herstellern zugesetzt – man ist damit also auf der sicheren Seite.

Im Streit um die Milch und alles, was aus Milch gemacht ist, besann ich mich letztlich wieder auf mein ursprüngliches Motiv, das ja kein gesundheitliches gewesen war. Sondern Abscheu gegenüber der Massentierhaltung, die über das Leiden der Tiere hinwegsieht und die Umwelt in einer Weise schädigt, wie man es unserem geschundenen Planeten eigentlich nicht mehr zumuten darf. Bezüglich der Gesundheit denke ich, nicht allzu falsch zu liegen, wenn ich mich an den alten, bis heute gültigen Spruch des Paracelsus halte: »Die Dosis macht das Gift!«

Alternativen zu Milch und Milchprodukten

Von meiner persönlichen Dosis, nämlich ca. 30 Liter H-Milch pro Monat im Milchkaffee, dazu im Kühlschrank immer genug Joghurt, Kräuterquark, Crème fraîche, Butter und ein bis drei Käsesorten auf Vorrat wollte ich auf jeden Fall herunterkommen. Das würde ganz nebenbei auch der schlanken Linie guttun. Also machte ich mich – nun mehrfach motiviert – daran, die Alternativen zu Milch & Co. zu entdecken und auszuprobieren.

Soja-, Hafer, Reis-Drinks

Da die Handelsbezeichnung »Milch« der Tiermilch vorbehalten ist, müssen Soja-Getränke in der EG als »Soja-Drink« bezeichnet werden. Umgangssprachlich lasse ich mir die »Milch« für Pflanzenmilch allerdings nicht madig machen. Schließlich darf Kokosmilch durchaus so heißen, eine nachvollziehbare Logik steht da also nicht dahinter. Zu kaufen gibt's die Soja-Drinks heute nicht mehr nur in Bioläden und Reformhäusern, sondern auch in fast allen Supermärkten und sogar bei Discountern.

Als vegetarische Einsteigerin war ich zunächst erstaunt, dass Sojamilch nicht gleich Sojamilch ist. Jedes gekaufte Produkt konfrontierte mich mit neuen Geschmackserfahrungen. Obwohl ich grundsätzlich die Variante »Natur« wählte, überraschten die verschiedenen Getränke mit ganz unterschiedlichem Geschmack. Mal wässrig mit leichtem Bohnengeschmack und sonst ziemlich neutral bis hin zu süßen, milchig-fettigeren Varianten mit einem Touch von Vanille – trotz »natur/naturell«.

Erst hat mich das geärgert, dann lernte ich es zu schätzen! Denn ich entdeckte: für meinen Kaffee-Geschmack ist die letztere (ge-

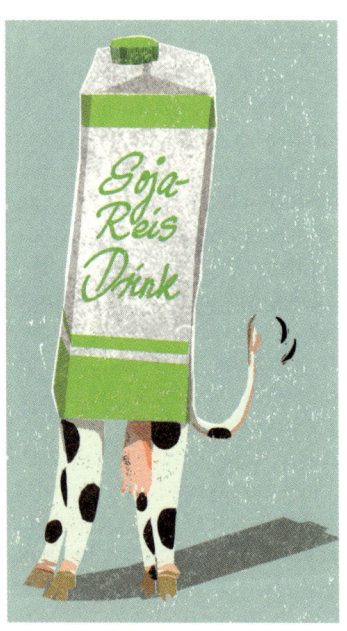

haltvollere) Variante entgegen den Erwartungen besser geeignet. Es schmeckte mir ab dem Punkt, an dem ich nicht mehr erwartete, meinen »alten« Milchkaffee ganz genauso mit Soja-Drinks nachzubauen. Der neue Geschmack (mit der süßeren Natur-Sojamilch) erinnerte mich eher an die aufgemotzten teuren To-Go-Kaffees bei Starbucks & Co. Nichts Schlechtes also! Auch zu Süßspeisen, Müsli und Kuchen passen die etwas süßeren Soja-Drink-Varianten sehr gut.

Für Saucen, Suppen und andere herzhafte Gerichte nutze ich eher die »puristischen«, ungesüßten und auch billigeren Varianten, oder ich nehme gleich Sojasahne. Geschmacklich konnte ich keinen Unterschied zu Rezepten mit Kuhmilch feststellen, selbst wenn die Sojamilch an sich deutlich anders schmeckt, verliert sich das beim Kochen. Das Ersetzen verlangt also keinerlei Verzicht, sondern »nur« die Bereitschaft, ein wenig mehr zu bezahlen.

Wer kein Sojaprodukt verwenden will, kann auch auf Hafer- und Reismilch zurückgreifen, die in gut sortierten Bioläden zu haben sind. Letztlich ist es Geschmacksache – und über den Geschmack lässt sich bekanntlich nicht streiten.

Pflanzliche Sahne – sogar aufschlagbar!

Sahne gibt vielen Suppen und Saucen den letzten Kick und vermittelt ein angenehm cremiges Mundgefühl. Auch dafür braucht es heute kein Milchprodukt unglücklicher Kühe mehr: Sojasahne hat gegenüber Kuh-Sahne sogar den Vorteil eines geringeren Fettgehalts (ca. 17 Prozent statt 35 Prozent, je nach Sorte) und vieler ungesättigter Fettsäuren. Auch eine Crème-fraîche-Alternative hat mich begeistert, z. B. Cuisine von Alpro steht dem Original in nichts nach und gehört heute zu meiner ständigen Kühlschrank-Ausstattung.

Auch alle, die Sahne gerne aufschlagen, müssen auf nichts mehr verzichten: Es gibt mittlerweile mehrere Varianten aufschlagbare Sojasahne, z. B. von granoVita oder Sojatoo. Von Sojatoo gibt's sogar eine Sprühdose, sodass auch der unaufwändige »Klacks Schlagsahne« auf dem Kuchen kein Problem mehr ist.

Eine Alternative ohne Soja ist auch Hafersahne, die einen angenehmen Eigengeschmack hat und noch weniger fett ist als Sojasahne. Sie ist eher für leichte helle Saucen geeignet, weniger für gehaltvolle Rahmsaucen.

Joghurt, Quark & Co. ersetzen

Auch für Joghurt bieten sich pflanzliche Alternativen an. Sojajoghurts sind in verschiedenen Geschmacksrichtungen erhältlich, doch bei der »neutralen« Version muss man den richtigen Hersteller erwischen. Für pikante Zubereitungen wie Knoblauchdip oder Tzaziki sind z. B. die Produkte von Alpro und Provamel aufgrund ihrer Süße ungeeignet, wogegen Sojade vom gleichnamigen Hersteller es schafft, einen wirklich neutral schmeckenden Joghurt herzustellen.

Neben den gängigen Sojajoghurts habe ich auch schon mit Erfolg pürierten Seiden-Tofu verwendet. Dies Tofu-Variante ist sehr viel weicher und feuchter als Natur- oder Räuchertofu und hat etwa die Konsistenz der italienischen Nachspeise »Panna Cotta« – also leicht puddingartig, aber feiner. Seidentofu wird viel für Süßspeisen und Kuchen verwendet, eignet sich aber auch für pikante Gerichte, etwa pflanzliches »Rührei« (siehe Rezept S. 135).

Margarine: schmeckt fast wie Butter

Seit ich mich »so pflanzlich wie möglich« ernähre, ist mein Bedarf an Butter bzw. Butter-Alternativen noch weiter in den Keller gesackt. Zum Kochen nutze ich gute Pflanzenöle, die auch vielen »Normalessern« als gesündere Alternative gelten. Und fürs Brot brauche ich üblicherweise nicht noch eine fettige Unterlage für die vielen schmackhaften pflanzlichen Aufstriche, Käse- und Wurst-Alternativen. Allenfalls Marmelade-Brote brauchen einen fetthaltigen Belag.

Da ich als Kind mit Margarine aufgewachsen bin, stellte der Umstieg auf pflanzliche Margarine keine hohe Hürde dar. Allerdings meide ich alle Light-Varianten, da ich nicht für höheren Wassergehalt mehr Geld bezahlen will und Margarine im Notfall auch mal zum Kochen verwende, was mit diesen Produkten nicht geht.

Aus vielen vegan-vegetarischen Publikationen erfuhr ich auch, dass Margarine nicht immer »rein pflanzlich« ist, auch wenn das auf der Packung steht. Sie darf 2 Prozent tierische Fette enthalten, und das ebenfalls oft enthaltene »Lecitin« ist auch meist tierischer Herkunft, ebenso wie manche der Stoffe, die mit »E-Nummern« gekennzeichnet sind.

Nun bin ich, was »Spuren von« tierischen Bestandteilen angeht, nicht allzu pingelig. Mein Ehrgeiz ist es nicht, die höchstmögliche persönliche Reinheit von allem Tierischen zu erreichen, doch in allen Fällen, in denen sich eine »saubere« Alternative anbietet, greife ich zu. So kaufte ich zunächst »Sojola«, eine wirklich pflanzliche Margarine, die schmeckt, wie eine Margarine halt schmeckt. Und ich wunderte mich, dass in der Veggie-Szene eine Margarine namens »Alsan« in den höchsten Tönen gelobt wird, die sich fast überall in den Rezepten findet, wo ansonsten Butter verwendet wird.

Nachdem ich sie gekauft hatte, wurde klar, warum das so ist: Die Bio-Margarine Alsan kommt in Konsistenz und Geschmack der Butter tatsächlich sehr nahe! Wer also auf Butter wert legt, liegt mit dieser Alternative goldrichtig.

Leben ohne Käse?

»Auf Fleisch kann ich gut verzichten, aber ohne Käse kann ich nicht leben!«, schrieb mir ein Leser und spricht damit vielen, die mit einer möglichst weitgehend pflanzlichen Ernährung sympathisieren, aus der Seele. All die vielen schmackhaften Sorten, die unsere jahrtausendealte Käse-Kultur hervorgebracht hat, machen bei vielen Fleisch-Essenden und auch Vegetariern einen erheblichen Anteil der kulinarischen Alltagsgenusses aus: pur, auf Brot, in Käsesaucen, zum Überbacken von Pizza, Aufläufen und Gemüsegerichten – mit Parmesan, Bergkäse und Co. wird alles feiner, runder, wohlschmeckender. So vieles lässt sich mit Käse verfeinern.

Den Käse vollständig aufzugeben, erschien mir deshalb zunächst als zu großes Opfer. Phasenweise aß ich sogar mehr Käse denn je, solange ich noch keine Routine mit Fleisch- und Wurst-Alternativen aus Sojafleisch und Weizeneiweiß (Seitan) entwickelt hatte. Käse war also zu meinem Fleisch geworden, und es wunderte mich nicht, zu lesen, dass manche Wissenschaftler die Meinung vertreten, Käse mache aufgrund der enthaltenen Casomorphine süchtig. Die These ist zwar umstritten, doch umgangssprachlich hatten diese Leute jedenfalls recht: Nach überbackenen Käsebroten als schnellen Imbiss war ich geradezu süchtig!

Dabei ist Käse meist nicht mal als vegetarisches Lebensmittel zu bezeichnen. Das als Gerinnungsmittel für die Käseherstellung erforderliche »Lab« wird aus Kälbermägen hergestellt und ist zumindest in den meisten Hartkäsen, aber auch vielen anderen Käsesorten enthalten. Immerhin wird gelegentlich auch ein mikrobielles Gerinnungsmittel eingesetzt, das aus speziellen Schimmelpilzen gewonnen wird. Ob dieser Käse dann zu Recht »vegetarischer Käse« genannt werden darf, darüber streiten sich die Geister. Viele Lacto-Vegatarier (= auch Milchprodukt-Verzehrende) machen sich über Lab im Käse auch keine Gedanken und nutzen alle Sorten ganz selbstverständlich, sozusagen »unverbissen« bezüglich dieses unschönen Details vom toten Tier.

Dass mein Käsekonsum von selber um ca. 80 Prozent gesunken ist, geschah dann auf dem Umweg über die Fleischalternativen. Die Leerstellen, die der Fleisch- und Wurstverzicht hinterlassen hatte, füllten sich alsbald mit pflanzlicher Leberwurst, Bouletten, selbst gemachten Aufstrichen und gekauften Veggie-Würstchen, sodass ich nicht mehr das Bedürfnis spürte, fortwährend zum Käse zu greifen oder irgendetwas zu überbacken.

Trotzdem packte mich irgendwann der Ehrgeiz, auch Alternativen für die scheinbar unverzichtbaren restlichen Käse-Verwendungen auf meinem Speiseplan zu finden. In veganen Netzforen und Blogs fand ich viele Hinweise auf tatsächlich rein pflanzlichen Käse, der sogar ohne Milch und Milcheiweiß hergestellt wird. Konnte so ein Produkt tatsächlich schmecken, gar einen »richtigen« Käse ersetzen?

Pflanzlicher Käse – eine zwiespaltige Erfahrung

Gleich vorab sei deutlich gesagt: Käse ist dasjenige unter allen Produkten vom Tier, das am schwierigsten durch Alternativen ersetzbar ist. Das liegt am Kasein (Casein), der wichtigsten Eiweißart in der Milch, das nicht grundlos auch »Strukturprotein« genannt wird. Quark und Käse erhalten ihre mehr oder weniger feste Konsistenz durch Gerinnung des Kaseins. Je nach Festigkeit enthalten Käse zwischen 18 und 32 Prozent Kasein. Es ist auch wesentlich für die Schmelzeigenschaften von Käse verantwortlich, womit die pflanzlichen Käse-Alternativen, die ohne Kasein auskommen müssen, auch durchweg ein Problem haben.

Trotzdem gab ich dem »veganen Käse« mehr als eine Chance. Ich kaufte die ziemlich teuren Fast-wie-Käse-Zubereitungen unterschiedlichster Hersteller und probierte sie kalt wie auch als Überback-Alternative. 90 Prozent davon wollte ich nach diesen Erfahrungen nicht noch einmal kaufen, einen großen Teil musste ich sogar wegwerfen. Eine gute Idee, um solche Geldvernichtung zu vermeiden, ist der Besuch von Vegetarier- und Veganer-Messen (Veggieworld, Vegan-Fach). Hier hat man meist Gelegenheit, an den Ständen der Hersteller gleich mehrere Sorten auszuprobieren, und weiß dann schon gleich, was man gar nicht erst bestellen will.

Im Laufe der Tests änderte sich allerdings auch mein Anspruchsdenken. Ich konnte schon bald wertschätzen, wenn ein solches Alternativprodukt es schaffte, relativ »nah dran« zu kommen. Einige wenige Sorten habe ich dann tatsächlich in mein Kühlschrank-Repertoire aufgenommen, die ich im Folgenden aufliste. Die Hersteller bringen allerdings regelmäßige neue Sorten auf den Markt, man darf erwarten, dass es im Lauf der Zeit immer mehr »Nah-Dran-Käse« geben wird. Hier nun meine Fast-wie-Käse-Favoriten – dass sogar ein Parmesan-Ersatz dabei sein würde, hätte ich nicht gedacht!

63

- **No Muh Melty** – ein weicher, streichfähiger Käse, geschmacklich ähnlich Scheibletten, jedoch feiner und würziger. Auch toll für »überbackene Käsebrote«. Zwar verläuft er beim Überbacken nicht so, wie man es von Milchkäse kennt, sondern wird nur weicher, das schadet dem Geschmack und Mundgefühl aber nicht. Im Topf oder einer Pfanne schmilzt er unter Zugabe von etwas Flüssigkeit dann sehr gut, ist also für Käsesaucen mein Käse der Wahl.

- **No Muh / Rezent würzig** – dieser schnittfeste Käse ist ein Wunder unter den veganen Käsesorten! Wer Gruyère und Bergkäse mag, wird ihn vermutlich auch mögen. Wer allerdings nur milde Käse gut findet, wird sich mit Grausen abwenden, denn er ist noch würziger als die Genannten. Auch die Konsistenz und das Kaugefühl kommen echtem Käse sehr nahe. Wer nicht Bescheid weiß, würde dieses Produkt sehr wahrscheinlich für echten Käse halten.

- **Parmazano**, die vegane Parmesan-Variante und bei mir eine klassische »Liebe auf den zweiten Blick«. Anfänglich empfand ich seine pulverige Konsistenz als zu weit vom Original entfernt, doch seit ich diese Erwartung aufgab, schätze ich seinen Geschmack, der wirklich sehr »parmesanig« ausfällt. Ich nutze Parmazano hauptsächlich auf Nudeln und vermisse echten Parmesan nicht mehr.

Unter Vorbehalt empfehlenswert sind auch folgende Sorten:

- **Santeciano** – ein gelber schnittfester Käse aus Griechenland, der geschmacklich an jungen Gouda erinnert. Er gilt vielen als einer der besten veganen Käse, was sich in den Bewertungen der Produkte einschlägiger Versand-Shops im Internet immer wieder zeigt. Geschmacklich finde ich ihn auch okay, jedoch verlockt mich die Konsistenz nicht dazu, ihn öfter zu kaufen. Sieht aus wie ein gelber Block Butter, ist aber bröckeliger und fester, jedoch ohne Elastizität. Zum Schmelzen konnte ich ihn auch nicht bewegen.

- **Wilmersdorfer Pizzaschmelz** – gilt vielen als der ideale Käse zum Überbacken von Pizza und Aufläufen. Tatsächlich schmilzt auch er nicht von alleine, sondern sieht nach einer halben Stunde im Ofen noch genauso aus, wenn man ihn einfach so über die Pizza streut. Optimale Schmelzbedingungen hat auch dieser Käse erst, wenn man Flüssigkeit hinzufügt: entweder vorher, indem man ihn z.B. mit Sojasahne vermischt erhitzt, oder beim Überbacken, wenn er in andere Flüssigkeit, z.B. die Tomatensauce der Pizza »einsinken« kann. (Weitere Beläge kommen also *auf* den Wilmersdorfer, nicht darunter!) Geschmacklich ist er mild, erinnert tatsächlich an Käse, ist mir aber ein bisschen zu »charakterlos«.

Als Fazit meiner Käse-Odyssee kann ich sagen, dass die Produkte des Schweizer Herstellers Vegusto (No Muh-Käse in mehreren Varianten, sogar als Fondue!) mit großem Abstand alles übertreffen, was ich ansonsten probieren konnte. In der Schweiz weiß man eben, was ein richtiger Käse ist bzw. wie etwas schmecken und sich anfühlen muss, um als solcher wahrgenommen zu werden. Die Produkte sind zudem auch in anderer Hinsicht »ethisch-korrekt«: frei von Palmfett, ohne künstliche Farb- oder Zusatzstoffe sowie ausschließlich aus Zutaten, die ohne Tierversuche hergestellt werden.

Dieses Käsekapitel soll nun aber nicht enden, ohne einen Hinweis aus der Praxis vieler ganz oder fast vegan lebender Menschen: Nicht wenige sparen sich die oft frustrierende Suche nach dem idealen Käse-Ersatz und verwenden zum Überbacken den berühmten »Hefeschmelz«. Dabei handelt es sich um eine Art Béchamel-Sauce, die ihren Job als Pseudo-Käse erstaunlich gut schafft. Man schmilzt Mehl in Margarine an, bis es Blasen wirft, gibt Gemüsebrühe dazu und verrührt das Ganze mit Hefeflocken und Senf. Evtl. noch etwas Pfeffer und ein Spritzer Sojasahne – und fertig ist ein wundervoll »käsig« schmeckender Pizzabelag, der sich auch auf Brot und Aufläufen aller Art sehr gut macht (siehe Rezept S.142). Meine erste

Hefeschmelz-Pizza war ein voller Erfolg und hat den »Normalköstler-Test« glänzend bestanden!

Lust auf Radikales? Dann iss roh-vegan!

Wer sich daran macht, die eigene Ernährung auf mehr pflanzliche Nahrungsmittel umzustellen, wird auf der Suche nach Alternativen auch mit allerlei recht extremen Lehren vom einzig richtigen Essen konfrontiert. So gilt »vegan« (= ohne Tierprodukte, kein Honig, Kleidung lederfrei etc.) in manchen Kreisen schon als zu ungesund: Roh-Veganer verzehren ausschließlich rohe pflanzliche Kost und sehen sich selbst offenbar als »Speerspitze der Bewegung«, sowohl, was den Frieden mit den Tieren und der Natur angeht, als auch in Bezug auf die Gesundheit. Gekochtes, Gebratenes und Gebackenes jeglicher Art wird von ihnen als denaturiertes Essen angesehen, dem im Vergleich zur rohen Kost viele Nährstoffe fehlen. Diese sei die einzig »natürliche« menschliche Ernährung, da das Kochen ja erst spät erfunden wurde. Unser Verdauungssystem sei dafür im Grunde gar nicht ausgelegt, weshalb uns Gekochtes eher schade als nutze.

Dass sich der menschliche Organismus geänderten Ernährungsweisen auch anpasst, wird von Rohköstlern nicht beachtet. So hat sich z.B. in den Viehzucht betreibenden Völkern binnen weniger tausend Jahre das Enzym für die Verdauung von Kuhmilch entwickelt – nicht bei allen, aber bei vielen. Zudem werden viele Nahrungsmittel durch Kochen bekömmlicher oder – wie etwa Bohnen und Kartoffeln – überhaupt erst genießbar. Auch neutralisiert das Erhitzen die Abwehrstoffe der Pflanzen gegen Fraßfeinde, die schon mal Verdauungsbeschwerden verursachen.

Dass solche Argumente bei radikalen Rohköstlern nicht ankommen, ist jedoch nicht meine Hauptkritik an den 100-prozentigen

Rohkost-Lehren. Ich finde vielmehr gefährlich, dass die jeweiligen »Gurus« die Heilung von nahezu allen Krankheiten bis hin zu Krebs durch Rohkost versprechen. Dass die Realität ganz anders aussieht, hat die »Gießener Studie« gezeigt, die vom Fachbereich Ernährungswissenschaft der Universität Gießen von 1996 bis 1998 mit 700 Teilnehmern durchgeführt wurde. Am Ende des Studienzeitraums waren lediglich 201 Probanden übrig. Der große Rest war offenbar zwischenzeitlich wieder von der Rohkost abgekommen. 57 Prozent der Leute hatten Untergewicht, ein Drittel der Frauen hatte keine Menstruation mehr, ihre Versorgung mit Kalzium, Zink, Iod, Vitamin D und Vitamin B_{12} war mangelhaft. Bei einem Drittel der Männer und 15 Prozent der Frauen fehlte das nötige Eisen, sie litten unter Anämie (»Blutarmut«). Es wundert nicht, dass die Studie zum Ergebnis kam, dass eine fast ausschließliche Ernährung mit Rohkost aus gesundheitlichen Gründen abzulehnen ist.

Abgesehen von dieser negativen Bewertung (die wiederum von Rohköstlern aus verschiedenen Gründen kritisiert wird) trägt auch der Glaubenskrieg unter den verschiedenen Rohkost-Lehren nicht dazu bei, dass ich ihnen vertrauensvoll folgen könnte: Urkost, Sonnenkost, Vitalkost, Lichtkost, Fit for Life, Instincto – sie alle empfehlen unterschiedliche Formen von Rohkost, wobei sich ihre Begründungen oft deutlich widersprechen.

Dass ich trotzdem über Rohköstler schreibe, verdanke ich den vielen Blogs und Webseiten aus diesem Sektor, die ich bei meinen Recherchen über Vor- und Nachteile pflanzlicher Ernährung angetroffen habe. Viele distanzieren sich von den Extremisten und bringen appetitliche Rezepte für fantasievolle Rohkostgerichte, die über »geschnippeltes Rohgemüse« weit hinausgehen. Dass »100 Prozent Rohkost« eine nicht ungefährliche Ernährungsweise ist, heißt ja nicht, dass ein erhöhter Anteil nicht gesund ist. Schließlich mühen sich ganz klassische Ernährungsexperten und Berater seit Jahren, uns z. B. zu »5 am Tag« (5 Portionen Gemüse und Obst) zu motivieren.

Ein Blick auf die anregenden Gerichte aus dem »roh-veganen« Sektor bringt dafür Inspirationen und Abwechslung.

In meinen persönlichen Speiseplan habe ich z.B. den »Grünen Smoothie« übernommen: 50 Prozent grüne Salate und/oder Wildkräuter werden zusammen mit 50 Prozent Obst püriert und evtl. mit etwas Wasserzugabe verflüssigt – fertig! Schmeckt gut und enthält jede Menge Vitamine, Mineralstoffe und Spurenelemente, die sonst in dieser Dichte und Vielfalt kaum zu haben sind (siehe Rezepte Seite 149).

ERFAHRUNG MIT DER UMSTELLUNG

Weniger radikal,
aber dafür nachhaltiger

**Meine Umstellung verlief schrittweise: von Fleisch auf Seitan
und Soja, von Käse auf pflanzlichen Käse, von Kuhmilch auf
Sojamilch. Es brauchte eine lange Zeit, viele Monate, bis ich
die pflanzlichen Alternativen in meine Koch-Routine aufgenommen hatte. Und weil ich mir Ausnahmen grundsätzlich
erlaubt hatte, blieb ich auch bei der Stange.**

Neben den praktischen Möglichkeiten, tierische durch pflanzliche
Lebensmittel zu ersetzen, war bisher viel von meinen Motiven
die Rede, von der Empörung über unseren Umgang mit den »Nutz-
tieren« und den Konsequenzen, die ich daraus ziehen wollte. Dieser
Bericht wäre allerdings unvollständig, würde ich nicht auch von den
Erfahrungen über eine längere Zeit erzählen, von den Mühen der
Ebene nach den Phasen der Begeisterung.

Wie tief so manche Gewohnheit verwurzelt, ja regelrecht »eingefleischt« ist, merkt man erst so richtig, wenn man darangeht, sie zu
verändern. Dabei haben es junge Menschen durchweg leichter als
ältere. Zum einen, weil noch gar nicht so viel Zeit verstrichen ist,
um eigene Ernährungsweisen und Koch-Traditionen zu etablieren.
Zum anderen, weil mit einer Lebensstil-Änderung in jungen Jahren
meist auch ein Identitäts-Gewinn verbunden ist.

Wer mit zwanzig beschließt, aus ethischen Gründen ab jetzt vegan zu leben, kann sich als Avantgarde fühlen, als Speerspitze einer drastisch weltverbessernden Bewegung. Der Elan, die Begeisterung für die Sache ist groß, gern grenzt man sich ab von allem Althergebrachten und findet oft auch vielerlei neue Kontakte in veganen Initiativen und Tierrechts-Gruppen. Der Streit um die Details des »richtigen Lebens« nervt noch nicht, sondern macht durchaus Spaß. Kurzum: Wäre ich mit 25 Veggie geworden, wäre ich selbstverständlich radikal gewesen – wie lange, ist eine andere Frage.

Veggie mit 50plus

Mit über 50 sieht die Welt schon ein wenig anders aus. Wer gewohnt ist, das eigene Denken und Handeln in seiner Veränderung über die Jahre kritisch zu reflektieren, bemerkt, dass die jugendliche Idee, man könne allein »aus dem Kopf« über sich selbst bestimmen, so nicht stimmt.

Bestes Beispiel dafür sind die unzähligen Diäten und Ernährungsumstellungen zu Gunsten einer gesünderen Lebensweise. Für die schlanke Linie sind viele Menschen bereit, auch drastische Veränderungen zu wagen. Genauestens werden die jeweiligen Vorschriften und Rezepte der Diäten befolgt, zumindest in den ersten paar Wochen. Dann aber knirscht es im Getriebe, Ausnahmen häufen sich, manche bekommen Heißhunger-Attacken und überfallen des Nachts ihre Kühlschränke. Ganz zu schweigen von den vielfältigen Versuchungen während des Tages, wenn man in der Stadt lebt, wo in jeder Einkaufsstraße, jeder Shopping-Mall und jedem Szene-Viertel die Imbiss-Angebote aus aller Welt lockende Düfte verströmen. Da werfen auch schwer Übergewichtige, die »eigentlich« sehr motiviert sind, schnell mal das Handtuch – bis zum nächsten Versuch, jetzt aber wirklich ab morgen alles anders zu machen, der dann wiederum nach ein paar Wochen scheitert.

Die Gründe, in Sachen Ernährung vieles anders zu machen, nehmen mit zunehmendem Alter nichtsdestotrotz eher zu als ab. Gesundheitliche Aspekte werden wichtiger, ganz abgesehen von ethischen Überzeugungen. Viel tierisches Eiweiß schadet dem Körper und ist z. B. als Ursache der Gicht-Erkrankung bekannt. Rotes Fleisch erhöht das Krebsrisiko, und Osteoporose ist genau in jenen Ländern häufig, in denen viel Milch getrunken wird. Neben zu wenig körperlicher Bewegung wird die gängige, extrem fleisch- und milchlastige Ernährung von immer mehr Ärzten und Experten als Ursache von Herz-Kreislauf-Krankheiten, Bluthochdruck und Verdauungsproblemen erkannt. Mit zwanzig denkt man noch nicht daran, dass solche Krankheiten mal ein (eigenes!) Thema werden könnten, doch spätestens ab 50 zeigen sich bei den meisten die ersten »Zipperlein« und Folgen ungesunder Lebensweise. All das motiviert dann doch, die eigene Ernährung auch unter diesem Blickwinkel auf den Prüfstand zu stellen.

Zwei Schritte vor, einer zurück

Dass ich mir bei meinem Ausstieg aus dem Fleisch-Konsum im Sommer 2010 vorbehalten hatte, im Fall extremer »Lust auf Steak« doch mal eine Ausnahme zu machen, hat sich bewährt. Der Fall trat sehr viel seltener ein, als ich angenommen hatte. Auch hatte ich nicht vor, bei Einladungen zum Problembären für die Gastgeber zu werden. Das Missionarische lebe ich aus, indem ich meine Erfahrungen mit pflanzlicher Ernährung, mit Fleisch-Alternativen und vielerlei Rezepten ins Netz schreibe. Nicht unbedingt dann, wenn die 90-jährige Oma meines Partners mir einmal im Jahr ihre Hausmacher-Buletten serviert. (Immerhin habe ich ihr auch mal vegane Wiener Schnitzel mitgebracht, die sie ohne sichtbares Missfallen gegessen hat).

Der Abschied vom Fleisch fiel mir mittels dieser wenig radikalen Haltung leichter als gedacht, insbesondere, nachdem ich mir die

Fleisch-Alternativen Seitan und texturiertes Soja erschlossen hatte. Damit sank auch der Käseverbrauch, denn lange war Käse mein Fleisch gewesen. Es brauchte allerdings Monate und immer neue Experimentierphasen, bis ich diverse pflanzliche Alternativen in meine Koch-Routine aufgenommen hatte. Auch der Umstieg von Milch- auf Sojaprodukte geschah nicht von jetzt auf gleich, sondern brauchte seine Zeit, ebenso wie die Suche nach einem Käse-Ersatz, der über etliche Flops letztlich doch dazu führte, dass ich eine Marke fand, deren Käsesorten (S.64) ich mittlerweile mehr schätze als die Standardsorten, die früher meinen Kühlschrank füllten.

Es geht also schubweise voran in Richtung pflanzlicher Ernährung, oft mal zwei Schritte vor und einen zurück. Gerade bei den Rückschritten, die ich mir erlaube, zeigt sich, was tatsächlich schon Routine geworden ist bzw. auf dem besten Weg ist, es zu werden. Nach mehreren sehr engagierten »voll veganen« Wochen kaufte ich auch wieder mal Käse aus Kuhmilch, Kräuterquark, Normaljoghurt. Doch siehe da: ich brauche es nicht mehr so sehr, jedenfalls spürte ich nicht das Verlangen, zurückzukehren und statt vegan vegetarisch zu essen.

Von der Lust auf »richtiges« Fleisch

Durch meinen persönlichen Ausnahme-Vorbehalt konnte ich erstaunlicherweise ohne großen Verführungsdruck ziemlich gelassen beobachten, bei welchen Anlässen doch nochmal Gelüste auf »richtiges Fleisch« aufkamen: nicht etwa, wenn mir irgendwo Grillgeruch in die Nase stieg und den Appetit anregte, sondern in Situationen, in denen ich mir »etwas Gutes tun«, mich also besonders belohnen oder trösten wollte. Dass Fleisch in meiner Psyche trotz gegenläufiger Einstellung diese Belohnungsfunktion noch längere Zeit hatte, führe ich auf die Jahrzehnte lange Indoktrination durch die herrschenden Ernährungslehren und die Wirkungen der Werbung der Fleischindustrie zurück. Hinzu kommt die während dieser – zum Glück sehr selten gewordenen – Momente auftretende trotzige Gegenreaktion auf das innere Verbot, das ich durch die »Erlaubnis zur Ausnahme« immerhin zu schwächen suche.

Mit Erfolg, denn von Mal zu Mal bemerkte ich beim Verzehr des psychisch offensichtlich überschätzten Steaks: Verdammt, so toll ist es doch gar nicht! Es ist zäher als Pflanzenfleisch, anstrengender zu kauen und das Völlegefühl hinterher kenne ich ansonsten gar nicht mehr. So werden die Ausnahmen also immer seltener, doch bleibe ich dabei, sie mir zu gestatten, wenn's denn mal sein muss. Da ich diese Gelegenheiten seit meinem Ausstieg 2010 noch an zwei Händen abzählen kann, bin ich insgesamt sehr zufrieden mit meinem »unverbissen vegetarischen« Leben, das tatsächlich immer »veganer« wird – und das ganz ohne stressige Verzichtsgefühle.

Die wichtigste Erfahrung im Spannungsfeld zwischen Veränderungswillen und Gewohnheit ist für mich die unerwartete Veränderung des Geschmacks, die sich nach einiger Praxis mit dem »anständigeren« Essen einstellt. So war es mir zu Beginn der Experimente mit den Fleischalternativen Seitan und Soja-»Fleisch« noch sehr wichtig, den altbekannten Gerichten geschmacklich sehr nahe zu kommen. Wenn dann noch eingeladene und von mir bekochte Normalköstler nicht merkten, dass es sich gar nicht um Fleisch handelte, empfand ich das als größtmöglichen Erfolg. Im Lauf der Zeit nahm dieser Elan allerdings ganz von selber ab, und ich bereite den »Fleischersatz« heute gerne auch anders, also weniger »fleischartig«, zu. Ein klares Zeichen, dass die »Lust auf richtiges Fleisch« im Lauf der Zeit ganz von selber nachlässt. Und als ich mal wieder einen Bergkäse aus Kuhmilch probierte, den ich früher gerne gegessen hatte, schmeckte er mir nicht einmal mehr. Klar, denn ich bin nun an deutlich würzigere Käse-Ersatzprodukte gewöhnt und finde die klassischen Käsesorten eher langweilig. Wegen mir muss dafür keine Milchkuh mehr leiden!

Leder – oder: veganes Leben kommt von selbst

Eigentlich wollte ich ja nur aus der Fleischwirtschaft aussteigen und meine Ernährung auf »weitgehend pflanzlich« umstellen. Darüber hinaus sah ich keinen Änderungsbedarf: Tierprodukte im Alltag wie Taschen, Lederjacken, Schuhe betrachtete ich als reines Abfallprodukt der Massentierhaltung, das nicht extra vermieden werden muss. Wenn alle sehr viel weniger Fleisch konsumierten, würde zwangsläufig auch der Bedarf an Leder geringer werden. Warum das Material also nicht nutzen, solange es nun mal anfällt?

Seltsamerweise hat sich diese Einstellung ganz eigendynamisch verändert. Ich merke es beim Shoppen: Ein Lederprodukt mag ich freiwillig nicht mehr kaufen. Und angesichts der Idee, ein Buch als Geschenk für einen Freund aufwändig binden zu lassen, kam mir zwar der klassische Ledereinband in den Sinn, doch etwas in mir meldete spontan Widerspruch an: Geht gar nicht! Es passt einfach nicht, einerseits die Massentierhaltung abzulehnen, jegliche Tierquälereien zu hassen, die Umweltverschmutzung durch die Fleischwirtschaft zu beklagen – und dann die Tierhaut quasi zu feiern, indem man sie fein verarbeitet um Bücher hüllt oder stolz als Jacke trägt.

Wenn ich dann auch noch berücksichtige, dass die Vergiftung der Umwelt durch die Lederverarbeitung in den Gerbereien noch potenziert wird, bedauere ich den Abschied vom Leder kein bisschen. Die Tierrechtsorganisation PETA schreibt dazu:

>> Die Abwässer von Gerbereien enthalten jede Menge Schadstoffe wie Salze, Kalkschlamm, Sulfide und Säuren. Das Gerben stabilisiert die Kollagen- und Proteinfasern in den Häuten, sodass diese sich nicht mehr biologisch zersetzen, sprich: nicht verrotten. Eine Chromgerberei verschwendet über 56.000 Liter Wasser und produziert auf jede Tonne an verarbeiteten Häuten genauso viel an »Feststoffabfall« (z. B. Haare, Fleisch und Abfälle). Das Grundwasser in der Nähe von Gerbereien wies erhöhte Werte an Blei, Zyanid und Formaldehyd auf. Das Gerben von Leder verursacht außerdem 800.000 Tonnen an Chromabfällen jährlich und ein Großteil dieses Abfalls endet auf Deponien.«

(aus: 10 gute Gründe, kein Leder zu tragen: www.peta.de/web/tagderumwelt.1667.html)

Über solche Hintergründe hatte ich mir früher nie Gedanken gemacht. Doch auch jetzt sind es nicht die Informationen, die die Veränderung bewirken. Es ist mehr ein Gefühl, eine Ablehnung, die sich im Lauf der Zeit eingeschlichen hat und es tut kein bisschen weh, mich danach zu richten.

Vorsicht mit dem missionarischen Impuls!

Natürlich wünsche ich mir, dass möglichst viele meiner Mitmenschen ebenfalls auf eine weitgehend pflanzliche Ernährungsweise umsteigen. Zwar schaffe ich das selber nicht hundertprozentig, doch immerhin so weit, dass sich mein Speiseplan mittlerweile von dem der »Normalesser« drastisch unterscheidet und meine Lust auf Tierprodukte auf ein marginales Minimum zurückgegangen ist. Ich hätte also viel zu erzählen, könnte Alternativen empfehlen und jedem ein Bekehrungsgespräch aufdrücken, der sich neben mir ein Fleischgericht bestellt.

Nun bin ich aber keine jugendliche Idealistin mehr, die sämtliche anderen sozialen Gepflogenheiten zugunsten der »richtige Sache« hinten anstellt. Solange ich also nicht gefragt werde, äußere ich mich auch nicht zur eigenen Ernährungsweise, sondern lebe meine missionarischen Gelüste aus, indem ich im Internet blogge und für Freunde Fleisch-Alternativen koche. So konnte ich schon etliche Menschen motivieren, ihren Fleischkonsum zu überdenken und zu reduzieren sowie Seitan und Sojafleisch auszuprobieren. Dass ich jetzt dieses Buch schreibe, verdankt sich ebenfalls dem Wunsch, mehr Menschen anzusprechen und zu zeigen, dass der Umstieg durchaus machbar und nicht mal mit so viel Verzicht verbunden ist, wie viele denken.

Das reicht mir. Keinesfalls will ich als verbissene Fanatikerin ungefragt alle kritisieren, die in meinem Blickfeld noch Fleisch essen. Ich denke, das schreckt eher ab und verschärft die Feindseligkeiten gegenüber Vegetariern, als dass es nutzt.

Zu Hause fast vegan, draußen vegetarisch

Vegetarier, die noch Milchprodukte und Eier essen, haben in aller Regel kein Problem, auch beim Restaurant-Besuch mit Freunden passende Gerichte zu finden. Salate, Suppen, Pizza und Pasta gibt's in fleischfreien Varianten, mit Käse überbackenes Gemüse steht ebenfalls auf vielen Speisekarten. In indischen, asiatischen und auch arabischen Restaurants umfasst das Speisenangebot immer auch vegetarische, mit Glück auch einige rein pflanzliche Gerichte.

Für reine Pflanzenköstler sieht es dagegen eher schlecht aus. In fast allen Gerichten der verschiedensten Küchen der Welt, wie sie hierzulande angeboten werden, befinden sich Tierprodukte. Ja, sogar der unschuldig wirkende Salat wird in der Regel mit einem Essig angemacht, den konsequente Veganer ablehnen, da er bei der Herstellung mit Gelatine (= vom toten Tier) geklärt wurde.

Wie man sich angesichts dieser Situation verhalten will, ist eine sehr persönliche Entscheidung und hängt davon ob, in welchem Maße man willens und bereit ist, auf Konfliktkurs mit seiner Umwelt zu gehen. Will man keine Kompromisse machen, empfiehlt es sich, schon bei der Wahl des Restaurants die Weichen zu stellen und eines vorzuschlagen, in dem auch etwas rein Pflanzliches auf der Karte steht. Manche Veggies rufen auch vorher an und klären mit dem Restaurantbetreiber, ob sich das dortige Küchenpersonal im Stande fühlt, ausnahmsweise ein veganes Menü zuzubereiten. Wo hohe Kochkunst waltet, ist es manchmal auch kein Problem, erst beim Besuch mit dem Kellner eine pflanzliche Abwandlung des Menüs zu verhandeln. Und vielleicht gelingt es ja auch immer öfter, die Freunde zum Besuch eines vegetarisch-veganen Restaurants zu motivieren.

Was aber wird aus all den anderen Anlässen mit gemeinsamem Essen? Bei Partys und Veranstaltungen mit Büfett kann man vielleicht selbst etwas beisteuern und so gleich auch andere Gäste mit schmackhaften pflanzlichen Alternativen überraschen. Auch wird der Kreis der Freunde und Verwandten bald Bescheid wissen und in der Regel dafür sorgen, dass auch konsequente Veggies etwas Essbares vorfinden.

»Bleibt sozial kompatibel!«, rät der Vegan-Koch Björn Moschinsky den Teilnehmern seiner Kochkurse, wenn danach gefragt wird, wie weit man eigentlich gehen sollte mit der Konsequenz. Zwar meint er damit eher Details wie den »falschen« Essig, den Honig im Kuchen und dergleichen Feinheiten, auf die man erst als fortgeschrittener und entsprechend belesener Veggie stößt, doch für mich persönlich wende ich diese Regel umfassender an: Wenn es nichts rein Pflanzliches gibt, was mir mundet, dann esse ich »draußen« eben vegetarisch – also auch mal wieder Käse und andere Milchprodukte. Vielleicht ändert sich das im Lauf der Zeit noch, doch bisher reicht es mir, mich »immer pflanzlicher« zu ernähren. Hundertprozentige Konsequenz in allen Lebenslagen muss ich nicht bringen, geht es mir doch mehr ums große Ganze, um die Minderung der Nachfrage nach Tierprodukten insgesamt – nicht um die persönliche Reinheit bis ins letzte Detail.

Zu Hause koche und esse ich mittlerweile fast nur noch vegan – sowohl alleine als auch, wenn ich Gäste habe. Das »fast« bezieht sich auf die Nichtbeachtung der erwähnten Details. Ob ein Fertigprodukt noch »Spuren von Milcheiweiß« mitbringt oder eine der vielen E-Nummern einen Stoff, der vom Tier stammt, ignoriere ich ebenso wie ein Prozent Ei im Teig der vegetarischen Frühlingsrolle aus dem Supermarkt.

Dass ich an dieser Stelle inkonsequent bin, trägt andererseits dazu bei, dass ich die Radikalität der »100-Prozentigen« nicht als nervige Detail-Versessenheit betrachte, sondern im Gegenteil schätze und achte. Denn sie sind es, die die Hersteller mit vielen Anfragen behelligen und ganz genau wissen wollen, welche (oft überflüssigen!) Tierprodukte im jeweiligen Nahrungsmittel oder Fertiggericht enthalten sind. Nur so kommen diese Hersteller auf die Idee, darüber nachzudenken, ob man nicht darauf verzichten und eine pflanzliche Alternative nutzen könnte, um auch diese »Zielgruppe« noch als Konsumenten zu gewinnen. Womit die Nachfrage nach den entsprechenden Tierprodukten wieder ein Stück weit sinkt und die Auswahl rein pflanzlicher Produkte ein wenig größer geworden ist.

Bin ich jetzt ein besserer Mensch?

Dass ich auf diese Idee nicht komme, dafür sorgen schon sehr verlässlich jene, die mein »unverbissenes« Herangehen per Kommentar unter meinen Blog-Artikeln in Grund und Boden kritisieren.

Aber im Ernst: Dieses Thema wurde mir vorgeschlagen, selber hätte ich mir die Frage nicht gestellt. Und doch scheint sie wichtig zu sein, denn auch andere Autoren, die sich für die vegetarisch-vegane Ernährung einsetzen, fühlen sich offenbar motiviert, sich dazu zu äußern. Woher rührt das Interesse, diese Frage beantwortet zu bekommen? Ich denke, sie entspringt ganz direkt dem schlechten Gewissen, das viele verspüren, wenn sie mit Vegetariern in Kontakt kommen. Wer etwas anders macht, als es üblich ist, vermittelt damit den anderen immer auch eine Kritik an deren Verhalten, ob nun bewusst und gewollt oder nicht. In der Mode, bei Hobbys und anderen Abweichungen ohne moralischem oder politischem Hintergrund haben wir zwar eine Kultur weitgehender Toleranz entwickelt und erleben die Unterschiede eher als bereichernde Vielfalt und Ausdruck von Individualität. Geht es aber ans Eingemachte wie bei der Frage »Dürfen wir Tiere essen?«, fühlen sich viele persönlich angegriffen, wenn sie gerade ihr Fleischgericht verzehren und neben einem Veganer sitzen, der das ablehnt. Irgendwie verschlägt das den Appetit, bzw. man fühlt sich, als sollte man eigentlich keine Lust auf Fleisch haben, um sich als »guter Mensch« fühlen zu dürfen.

Die Frage müsste also eher lauten: Bin ich ein schlechterer Mensch, wenn ich noch Fleisch mag? Wer sich so herausgefordert fühlt und darauf womöglich aggressiv reagiert, bekämpft zwar oberflächlich betrachtet den Anderen, dessen Verhalten die Emotionen auslöst.

In Wahrheit ist der »Stachel im Fleisch« aber ein Teil des eigenen Selbst, das den Werten des Anderen zuneigt, jedoch vom dominierenden Alltags-Ich (noch) negiert wird. Unangenehm berührte Noch-Fleischesser sind damit auf jeden Fall »weiter« als jemand, der stumpf und ungerührt nach dem Motto »Jeder, wie er mag!« keinen Gedanken daran verschwendet, ob die eigene Ernährung ethischen Kriterien genügt.

Das »schlechte Gewissen«, das im tiefsten Inneren vieler Normalköstler lebt und bei entsprechenden Anlässen als Abwehr und Aggression oder Ausflüchte finden zu Tage tritt, ist genau betrachtet der einzig wirksame Hebel für reale Veränderungen. Das »sich irgendwie schlecht fühlen« ist das Zeichen des Guten im Menschen, der Beweis des »besseren Wissens«, das zwar schon vorhanden, aber noch nicht in die Lebenswirklichkeit umgesetzt ist.

Vegetarier und Veganer tun gut daran, die Abwehr nicht ihrerseits durch Aggressivität zu verstärken. Wer möchte sich schon gern von einem miesepetrigen Fanatiker belehren lassen? Anstatt mit moralischen Vorwürfe zu provozieren (die der Betreffende sich ja irgendwie schon selber macht, wenn auch nicht bewusst), empfiehlt es sich, vom eigenen Weg, den eigenen Motiven und Gefühlen zu sprechen. Schließlich wird kaum jemand als Vegetarier geboren, die meisten haben selbst eine lange fleischverzehrende Vergangenheit. Wie käme man also dazu, Fleischesser zu verurteilen?

Zeigt man Verständnis, eröffnet sich vielleicht die Möglichkeit, über Details der pflanzlichen Ernährung zu informieren. Auch darüber, dass man dabei nicht mal auf einst geliebte Fleischgerichte verzichten muss, sondern die meisten durch schmackhafte Alternativen ersetzen kann. Auch das Wissen, dass schon eine deutliche Reduzierung des Fleischkonsums viel bewirkt, kann Brücken zu den Normalessern bauen, die zu einem »ganz oder gar nicht« noch nicht bereit sind.

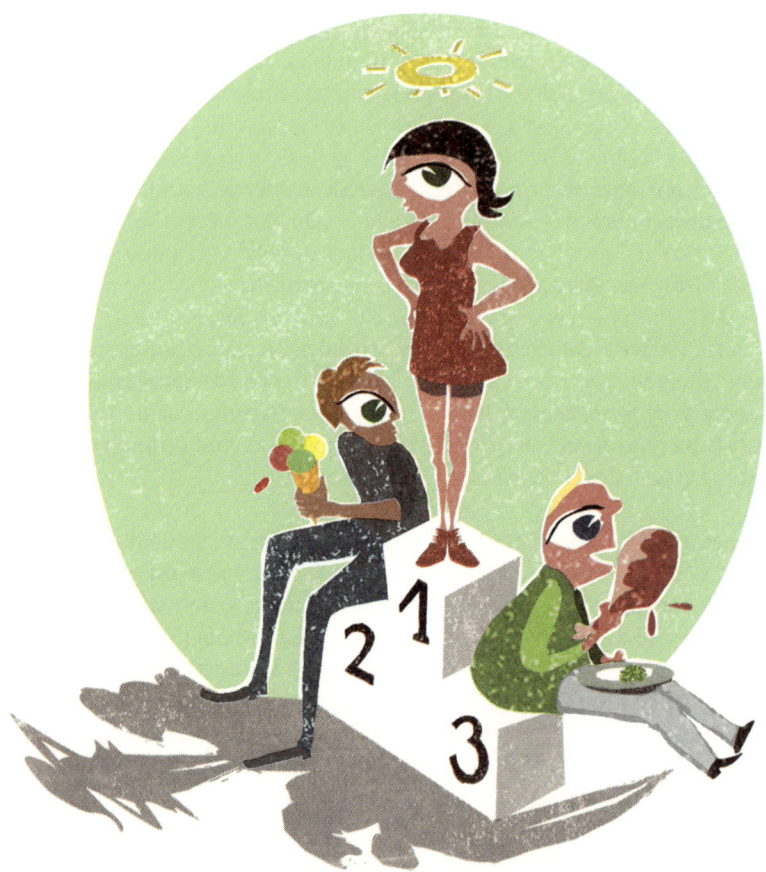

Wer ist nun aber – alles in allem – der »bessere Mensch«? Der Frage will ich nicht ausweichen, doch kann ich sie auch nicht beantworten. Ob jemand ein »guter« oder »besserer« Mensch ist als ein anderer, lässt sich niemals an nur einem Aspekt des Lebensstils beurteilen. Wer weiß denn, was ein Vegetarier oder Normalesser macht, wenn es nicht ums Essen geht?

Vielleicht engagiert sich der Fleisch-Essende für soziale Projekte, arbeitet ehrenamtlich oder spendet für gute Zwecke, während der Veganer seine Freundin schlägt und Müll aus dem Fenster in den Hof wirft?

Das Beispiel zeigt, wie absurd diese Frage ist! Besser oder schlechter kann immer nur ein bestimmtes Verhalten sein. Aus diesem Verhalten Rückschlüsse auf den ganzen Menschen zu ziehen, ist einerseits anmaßend und führt andrerseits oft genug in die Irre.

Für die Tierwelt, die Umwelt und den sozialen Ausgleich auf unserem Planeten Erde ist pflanzliche Ernährung gewiss das angemessenere, richtigere, bessere Verhalten. Wer sich darum bemüht, tut also etwas Gutes und Nützliches: für die Tiere, die Welt und sogar für die eigene Gesundheit.

Ob das im Einzelfall hinreicht, um sich als »guter Mensch« zu fühlen, kann nur jeder für sich selbst beurteilen. Ich fühle mich auf jeden Fall besser, seit ich das Grauen der heute üblichen »Tiernutzung« durch den eigenen Konsum kaum mehr unterstütze. Aber ich fühle mich nicht als »besserer Mensch«, denn ich weiß um meine Abgründe und dunklen Seiten, die damit nicht aus der Welt sind. Trägheit, Nachlässigkeit, ungesundes Verhalten, Feigheit, Ignoranz gegenüber dem Leiden der Mitmenschen hier und anderswo – wer könnte sich davon völlig frei sprechen?

»Von Natur aus sind die Menschen fast alle gleich; erst die Gewohnheiten entfernen sie voneinander« – so Konfuzius.

Gewohnheiten lassen sich zum Glück ändern. Machen wir uns dran!

Es gibt nichts Gutes, außer man tut es!

Der Sponti-Spruch aus den 70ern bezieht sich auf menschliches Verhalten, nicht auf die Welt insgesamt, in der es – ganz ohne unser Zutun – viel Gutes und Schönes gibt. Ich zitiere ihn, weil er gut zur Idee passt, dass ein Wettbewerb nach dem Motto »Wer ist der bessere Mensch?« unsinnig und der Sache nicht dienlich ist. Wir sollten uns darauf konzentrieren, das jeweils Gute und Richtige zu tun sowie andere dazu ermuntern. Stattdessen scheinen viele Leute Spaß daran zu haben, Kritik zu üben, gerade auch an Menschen, die sich auf den Weg »weg vom Fleisch« machen. Als ich nach acht Monaten »zunehmend vegan« einmal öffentlich darüber nachdachte, mir irgendwann mal ein Bresse-Huhn zu leisten (eine teure, ungemein »bio« gehaltene französische Hühnerrasse mit langem Leben, bester Fütterung, riesigem Auslauf), erntete ich entrüstete Kritik. Das ist ganz typisch: anstatt das Ganze zu sehen, die vielen Tiere, die ich in all der Zeit NICHT verspeist hatte, wurde allein die Idee, mal eine Ausnahme zu machen, in Grund und Boden kritisiert. Warum stellen sich solche Menschen nicht mit Protestplakaten vor eine Metzgerei, anstatt auf Veggie-Seiten zu be- und verurteilen, wenn sich mal jemand zur sporadisch auftauchenden Fleischeslust bekennt?

Für mich sind alle, die ihr Ernährungsverhalten kritisch reflektieren und mit den herrschenden Formen des Umgangs mit »Nutztieren« nicht einverstanden sind, Mitstreiter/-innen auf dem Weg. Nicht besser oder schlechter, sondern vorne!

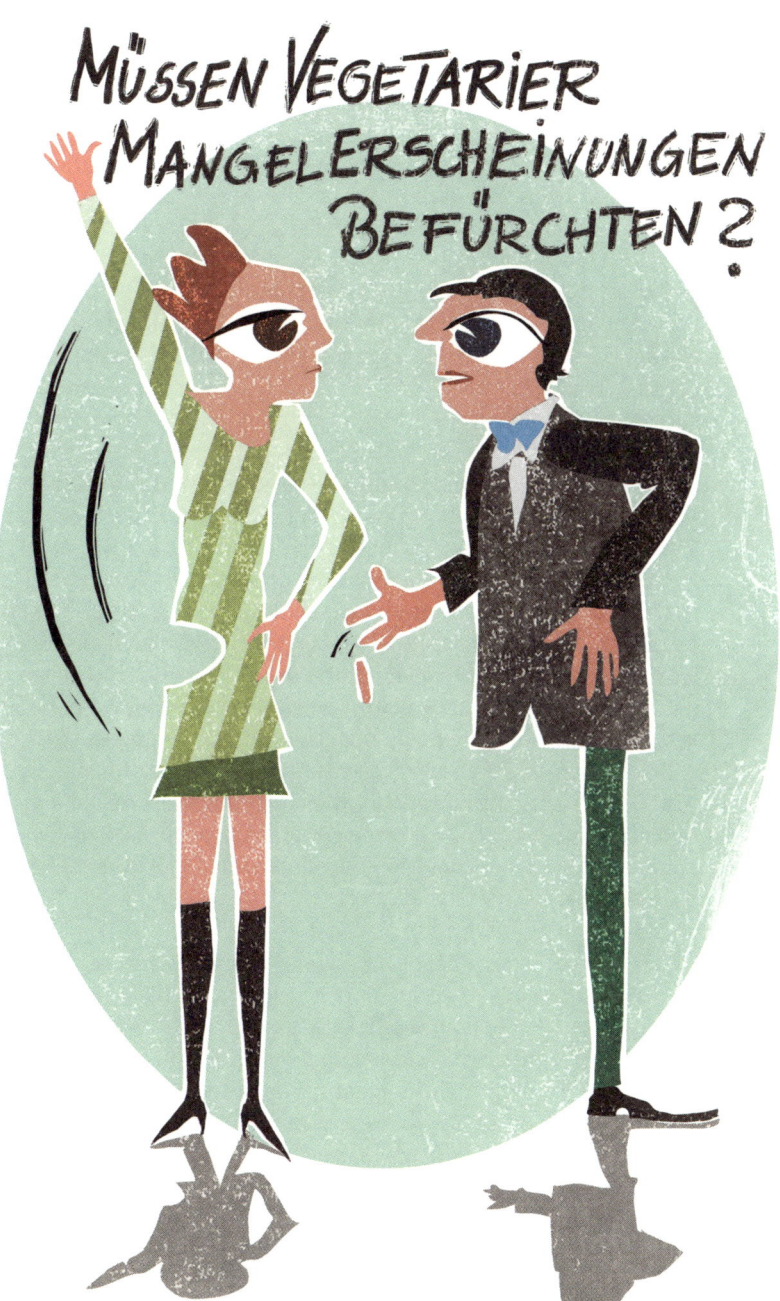

Mit bloßem Weglassen ist es nicht getan

Mangelerscheinungen bezüglich bestimmter Nährstoffe sind auch unter Nicht-Vegetariern keine Seltenheit. Allerdings macht man sich darüber meist erst Gedanken, wenn sich Symptome zeigen oder wenn man sich entschließt, die eigene Ernährung wesentlich zu verändern.

Vertieft man sich in die einschlägigen Artikel und Info-Seiten, wird schnell klar, dass über dieses Thema ein ganzes Buch zu schreiben wäre, um es umfassend darzustellen. Komplexe Wechselwirkungen, wie etwa die zwischen Kalzium-Aufnahme und den Faktoren für eine vermehrte Ausscheidung, erschweren zudem die einfache Meinungsbildung. Die jeweiligen »Werte« in den Nahrungsmitteln sagen eben nicht alles, es kommt darauf an, was der Körper daraus macht.

Angesichts der schier unüberschaubar vielen Informationen, immer auch verbunden mit einem Meinungsstreit der verschiedenen Lager, worauf man denn nun alles achten müsse, fühlte ich mich anfänglich etwas verunsichert. Schon immer hat es mir widerstrebt, den eigenen Körper als bloßes Stoffgemisch im Reagenzglas zu betrachten, das ab und an analysiert werden muss, um dann das Fehlende zu ergänzen. Sollte ich etwa jetzt damit anfangen müssen, bloß

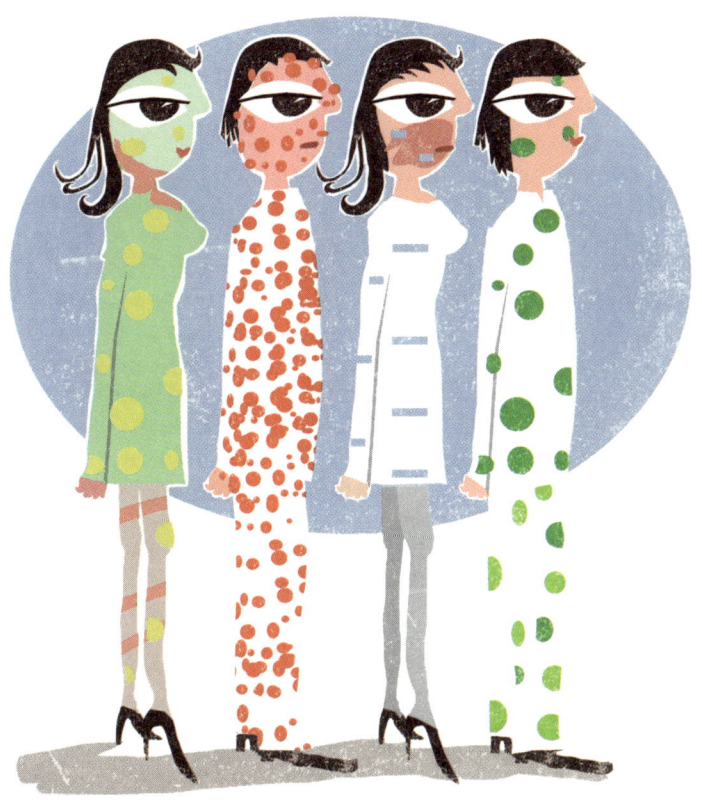

weil ich Tierprodukte weitgehend aus meinem täglichen Speiseplan streichen wollte?

Es half mir, mich auf die Voraussetzungen der Frage zu besinnen. Es liegt auf der Hand, dass jene Nährstoffe, die aus Fleisch, Fisch und Milchprodukten bezogen wurden, im Rahmen einer vegetabilen Ernährung aus pflanzlichen Lebensmitteln kommen müssen. Mit bloßem Weglassen ist es also keinesfalls getan, denn dann fehlen

87

ja tatsächlich etliche Elemente, die wir zum Leben brauchen. Wir müssen also dafür sorgen, dass die gewählte vegetarische Ernährung alles Nötige bietet. Was gar nicht so kompliziert ist, wie man beim ersten Blick auf die Info-Dichte denkt. So ersetzen z.B. Hülsenfrüchte, Fleischalternativen (Seitan, Soja-Fleisch, Tofu) und auch Getreidegerichte problemlos die Tierprodukte als Eiweiß-Quellen. Es gilt also, diese in die eigenen Koch- und Essgewohnheiten einzubeziehen. Nicht nur ab und zu, sondern regelmäßig.

Alle einschlägigen Studien sind sich im Übrigen weitgehend einig, dass die Nährstoff-Frage erst wichtig wird, wenn man sich der veganen, also sehr weitgehend pflanzlichen Ernährung annähert. Vegetarier, die noch Milchprodukte oder auch Eier konsumieren (Ovo-Lacto-Vegetarier), müssen nicht mehr auf ihre Nährstoffversorgung achten als jeder andere Mensch, der sich gesund ernähren möchte. Empfehlungen wie etwa die zu einem höheren Gemüse- und Rohkostanteil gelten ja für alle. Mit einseitigem Fastfood bleibt niemand auf Dauer gesund, auch nicht mit vegetarischem!

Fast vegan – auf was muss ich achten?

Da ich im Lauf der Zeit immer mehr Tierprodukte vom Speisezettel strich, interessierte mich natürlich, wie sich die Nährstofffrage im Blick auf eine voll vegane Ernährung darstellt. Auch hier ergab meine Recherche, dass dies ohne Probleme möglich ist, wenn man auf eine abwechslungsreiche Zusammenstellung der Lebensmittel achtet. Alles, was der Körper braucht, ist auch in pflanzlichen Lebensmitteln enthalten – mit einer Ausnahme: Vitamin B_{12}.

Vitamin B_{12} (Cobalamin) benötigt der Körper für die Zellteilung, die Blutbildung, die Entgiftungsfunktion der Leber und für ein funktionierendes Nervensystems. Es wird ausschließlich von Mikroorganismen hergestellt, die entweder im Verdauungstrakt von Tieren oder auf der Oberfläche von ungewaschenem Gemüse vorkommen. In Tierprodukten ist es enthalten, über pflanzliche Lebensmittel können wir es nicht ausreichend aufnehmen. Zwar kursieren in verschiedenen Internet-Publikationen Behauptungen, wonach spezielle Algen und milchsauer Vergorenes Spuren von B_{12} enthalten sollen, doch ist das hoch umstritten, und unter Veganern hat sich im Großen und Ganzen der Konsens etabliert, dass man für eine Nahrungsergänzung mit B_{12} selber sorgen muss.

B_{12}-Mangel ist im Übrigen kein spezielles Vegetarier- bzw. Veganer-Problem. Zu den größten Risikogruppen für einen Mangel zählen vor allem ältere Personen, Menschen mit Erkrankungen des Magen-Darm-Traktes, Schwangere und Stillende sowie Alkoholiker und Raucher. »Ein funktioneller B_{12}-Mangel ist im Alter weit verbreitet und wurde bei 10 bis 30 Prozent der älteren gesunden Personen über 65 Jahre diagnostiziert«, berichtete das Deutsche Ärzteblatt schon 2008 (www.aerzteblatt.de/archiv/61696). Ein Problem, das man – ob Vegetarier, Veganer oder Normalesser – jedenfalls nicht ignorieren sollte.

Denn: Vitamin B_{12} wird im Körper angereichert, sodass ein gut gefüllter Speicher einen Mangel über mehrere Jahre ausgleichen kann. Die Folgen des Mangels sind jedoch so vielfältig und drastisch, dass man einen Mangel besser nicht riskiert!

Zum Glück braucht es nur wenig B_{12} pro Tag: 3 Mikrogramm genügen für einen Erwachsenen – so die Empfehlung der Deutschen Gesellschaft für Ernährung e. V. (DGE). Viele Veganer nehmen B_{12} in Gestalt von Nahrungsergänzungsmitteln zu sich, doch werden mittlerweile auch einige pflanzliche Lebensmittel mit B_{12} angereichert: Soja-Drinks, Säfte, Müslis, Cornflakes, pflanzlicher Aufschnitt – der Vegetarierbund Deutschland (www.vebu.de) listet sie auf seiner Webseite auf, doch ist die Anreicherung auch deutlich auf den Verpackungen vermerkt.

Selber beschränkte ich mich in Sachen Vitamin-B_{12}-Versorgung während meiner langen Umstellungsphase auf angereicherte Nahrungsmittel und eine ebenfalls angereicherte Zahnpasta. Sicherheitshalber habe ich mir nach zwei Jahren dann aber doch ein Gläschen mit B_{12}-Pillen zugelegt, die ich nun zwei- bis dreimal pro Woche einnehme. Wer sich unsicher fühlt, sollte einfach mal beim Arzt einen Bluttest machen lassen. Das gibt Gewissheit, wie es mit der eigenen B_{12}-Versorgung steht.

Studien zeigen: Vegetarier leben länger und gesünder

Für Einsteiger in die vorwiegend pflanzliche Ernährung empfiehlt es sich, nicht zuvorderst besorgt auf etwaige Mängel zu schauen, sondern jene vielen Berichte und Studien zur Kenntnis zu nehmen, die zeigen, wie gesund und förderlich die vegetarische Lebensweise ist.

So hat z.B. eine Langzeitstudie des Deutschen Krebsforschungszentrums (wahrlich kein Sektierer-Club!) ergeben, dass Vegetarier länger leben: Die Sterbequote von Männern, die sich vegetarisch ernähren, war um 50 Prozent, bei Frauen um 30 Prozent geringer, als im statistischen Durchschnitt zu erwarten gewesen wäre. Auch Herzkrankheiten kamen bei Vegetariern deutlich seltener vor. Es sei nicht verschwiegen, dass in der Studie »moderate Vegetarier« genauso gut abschnitten: Wer also nurmehr selten Fleisch isst, hat rein gesundheitlich ebenfalls gute Karten!

Sehr bekannt geworden ist auch die Position der Amerikanischen Gesellschaft der Ernährungswissenschaftler (American Dietetic Association, ADA) und des Verbandes kanadischer Ernährungswissenschaftler (Dietitians of Canada, DC) zur vegetarisch-veganen Ernährung. Die Experten kommen zu einem erfreulich positiven Votum, dessen Zusammenfassung wie folgt lautet:

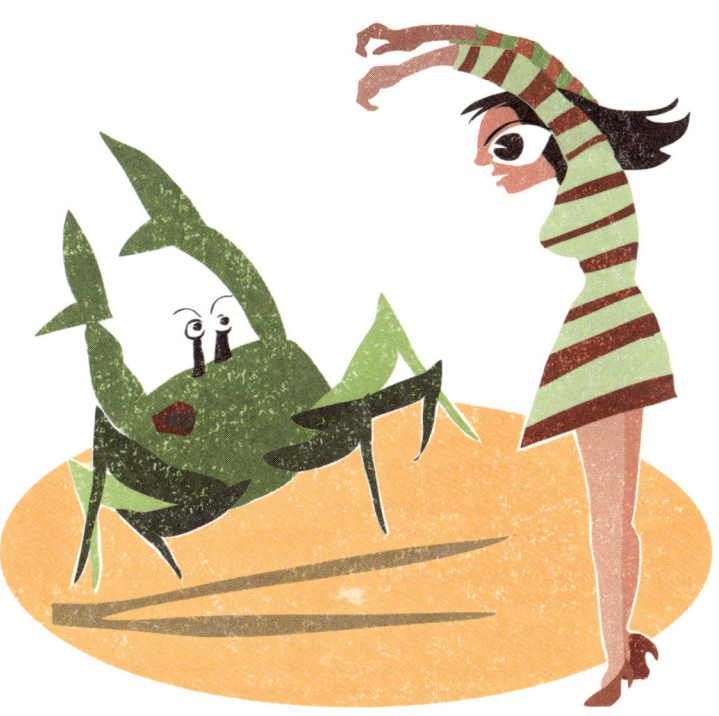

》Gut geplante vegane und andere Formen der vegetarischen Ernährung sind für alle Phasen des Lebenszyklus geeignet, einschließlich Schwangerschaft, Stillzeit, früher und späterer Kindheit und Adoleszenz. Vegetarische Ernährungsformen bieten ernährungswissenschaftlich eine Reihe von Vorteilen. Hierzu zählen niedrigere Werte an gesättigten Fettsäuren, Cholesterin und tierischem Eiweiß sowie ein höherer Gehalt an Kohlenhydraten, Ballaststoffen, Magnesium, Kalium, Folat, Antioxidanzien wie die Vitamine C und E sowie Phytochemikalien. Berichten zufolge weisen Vegetarier niedrigere Körpermasseindices auf als Nichtvegetarier, ebenso ist die Todesrate für ischämische

Herzerkrankungen geringer. Vegetarier haben darüber hinaus niedrigere Cholesterin-Blutwerte, einen niedrigeren Blutdruck, leiden seltener an Bluthochdruck, Diabetes Typ 2 sowie Prostata- und Darmkrebs.«

(Übersetzt vom Deutschen Vegetarierbund VEBU, www.vebu.de/ada)

Eine weitere, sehr umfassende Studie zum Thema Krankheiten und Ernährung ist die sogenannte »China-Studie«, eine der größten epidemiologischen Studien der Geschichte, die 8.000 Chinesen, ihre Ernährungsweisen und Erkrankungen seit 1983 beobachtet. Auch hier kommt man zum Ergebnis, dass die »Krankheiten des Überflusses« wie Herz- und Kreislaufversagen, Krebs und Diabetes umso häufiger auftreten, je höher der Anteil tierischer Eiweiße in der Ernährung ist.

Zuletzt sei noch die Langzeitstudie »Loma Linda University's Adventist Health Study« von Forschern in Kalifornien erwähnt, die ebenfalls ergab, dass Vegetarier ein um 36 Prozent geringeres Risiko haben, ein sogenanntes Metabolisches Syndrom zu entwickeln. Darunter versteht man das »tödliche Quartett« der üblichen Folgen falscher Ernährung und eines bewegungsarmen Lebensstils: Fettleibigkeit, Bluthochdruck (Hypertonie), veränderte Blutfettwerte (Dyslipidämie) und Insulinresistenz (Diabetes). Die Studie ergab: Vegetarier haben bessere Blutdruck-, Cholesterin- und Blutzuckerwerte sowie einen geringeren Hüftumfang und BMI als Fleischesser. Und das gilt selbst dann, wenn man andere Faktoren wie Alkohol, Rauchen, sportliche Betätigung herausrechnet!

Eiweiß in der Pflanzenkost

Im Grunde reichen die im letzten Kapitel aufgeführten Studien, um Bedenken bezüglich einer weitgehend pflanzlichen Kost zu zerstreuen. Allerdings bin ich gegenüber Studien immer auch ein wenig skeptisch. Zu oft musste ich – z.B. beim Thema Diäten – bemerken, dass es für fast jede Behauptung in Sachen Ernährung auch Studien mit gegenläufigen Ergebnissen gibt. Außerdem wollte ich schon ein wenig mehr darüber wissen, welche pflanzlichen Nahrungsmittel denn nun konkret geeignet sind, die Nährstoffe der tierischen Produkte zu ersetzen. Ich fürchtete, in eine neue Einseitigkeit zu schliddern, wenn ich allein aufgrund meines in Jahrzehnten entwickelten »Alles-Esser-Geschmacks« aus der Vielfalt vegetarischer Speisen und Rezepte wählen würde.

Also, grob betrachtet braucht der Mensch Eiweiß (Proteine), Fett und Kohlehydrate. Da Fleisch, Fisch und Milchprodukte als Hauptlieferant für Eiweiße gelten, stellt sich die Frage: Wo bekomme ich bei pflanzlicher Ernährung das Eiweiß her? Tatsächlich ist das ganz unproblematisch, denn die meisten pflanzlichen Nahrungsmittel enthalten immer auch einen Eiweiß-Anteil. Besonders proteinreich sind Hülsenfrüchte und Getreide, noch deutlich mehr Proteine finden sich im »Pflanzenfleisch« aus Seitan (Weizengluten), Soja und Tofu. Schon eine halbe Tasse Sojabohnen liefert etwa so viel Eiweiß wie ein 150-Gramm-Steak! Hier mal beispielhaft die Werte von ein paar Lebensmitteln, die ich verstärkt verwende, seit ich kein Fleisch und nur mehr selten Tierprodukte esse:

Dass Menschen tierisches Eiweiß benötigen, um ihren Bedarf an »essentiellen Aminosäuren« zu decken, war lange Bestandteil herrschender Ernährungslehren. Dass diese Lehre falsch ist, ergibt sich für mich nicht nur aus den oben zitierten Studien, sondern allein schon aus der Tatsache, dass es auch hierzulande viele gesunde Menschen gibt, die sich über Jahre und Jahrzehnte rein pflanzlich ernähren. Alle benötigten Aminosäuren kommen auch in pflanzlichen Eiweißquellen vor, nur eben in unterschiedlichen Mengen und Zusammenstellungen. Wer sich nicht einseitig ernährt und über den Tag Pflanzenproteine aus verschiedenen Lebensmitteln konsumiert, hat keinerlei Mangel zu befürchten.

So viel Eiweiß enthält

Tofu, geräuchert	12,4 g
Kidneybohnen (Konserve)	9 g
Haferflocken, z. B. im Müsli	12,5 g
Seitan	25 g
Linsen (Konserve)	7,6 g
Sojasteak	12,9 g
Roggenvollkornbrot	6,8 g
No-Muh-»Käse«	7,1 g
Polenta, gekochter Maisgries	9 g
Knäckebrot	11,1 g
Soja-Bockwürstchen	17,0 g
Sojade (Sojajoghurt)	4,5 g
Cashewnüsse	17,5 g
Studentenfutter-Mischung	11 g
Sojasprossen	5,3 g
Erbsen (Konserve)	8 g

Und wie viel Eiweiß brauchen wir überhaupt? Gemäß den Empfehlungen der Deutschen Gesellschaft für Ernährung benötigen Erwachsene täglich 0,8 Gramm Protein pro Kilogramm Körpergewicht. Das ist deutlich weniger, als im Durchschnitt tatsächlich konsumiert wird, nämlich 1,2 bis 1,4 Gramm pro Körperkilo. Das Problem in westlichen Ländern ist dementsprechend nicht der Mangel, sondern der übermäßige Eiweiß-Konsum vornehmlich aus Fleisch und Milchprodukten. Gerade die Tatsache, dass mittels Fleisch- und Wurstwaren sehr viele Proteine schon mit kleineren Mengen aufgenommen werden können, führt dazu, dass die empfohlene Menge mit Leichtigkeit überschritten wird. Das belastet die Nieren, denn überflüssiges Protein wird von der Leber abgebaut und über die Nieren als Harnsäure ausgeschieden. Ist die Niere überlastet, setzt sich die Harnsäure in Form von Kristallen in den Gelenken ab, es kann zu Nierensteinen und Gicht kommen – und das ist nur einer der vielen Zusammenhänge zwischen tierischem Eiweiß und Krankheiten, denen man mit ein wenig Recherche zum Thema »Eiweiß« begegnet.

Da ich keine Wissenschaftlerin bin, führe ich das nicht weiter aus, sondern berichte lieber aus der eigenen Erfahrung: Jeder kennt vermutlich das deutliche »Völlegefühl«, das nach einer umfangreichen Mahlzeit mit Fleisch schon bald eintritt. Man fühlt sich schlaff, voll, müde und es wundert nicht, dass der Volksmund den Rat bereithält: »Nach dem Essen sollst du ruhen oder 1.000 Schritte tun!« Seitdem ich allerdings Soja-Schnitzel »Wiener Art« statt des Originals esse, kann ich – weil es ja sooo gut schmeckt! – sogar mehr davon essen, ohne mich in irgendeiner Weise belastet zu fühlen.

Kohlenhydrate, Fett und Öl

Kommen wir nun zu den Kohlenhydraten, zur zweiten großen Säule menschlicher Ernährung und wichtigsten Energiequelle für den Körper. Es liegt auf der Hand, dass man sich darüber keinen Kopf machen muss, denn die gängigen kohlenhydratreichen Nahrungsmittel fallen bei einer zunehmend pflanzlichen Ernährung ja nicht weg. Es reicht, die üblichen Empfehlungen zu berücksichtigen, die für alle Menschen gelten: Vollwertige Kohlenhydratquellen sind deutlich gesünder als Weißmehlprodukte und Zucker, die ja lange schon als »leere Kalorien« in der Kritik stehen.

Anders sieht es bei Fetten und Ölen aus: Hier streiten sich die Gelehrten, welche Fettsäuren in welchem Verhältnis zueinander nun optimal seien, und auch zum Thema tierische versus pflanzliche Fette gibt es durchaus unterschiedliche Meinungen. Mehrheitlich wird allerdings lange schon – auch außerhalb des Vegetarier-Themas – zur Verwendung hochwertiger pflanzlicher Öle geraten, wogegen man auf verarbeitete und gehärtete Fette besser verzichten sollte.

Diese Empfehlung, die auch die Deutsche Gesellschaft für Ernährung (DGE) in ihren »10 Regeln« zum vollwertigen Essen und Trinken verbreitet, passt gut zur pflanzlichen Ernährung. Allerdings treibt Einsteiger des Öfteren die Sorge um, woher die für die Gesundheit so wichtigen Omega-3-Fettsäuren kommen sollen. Ihnen wird eine präventive Wirkung bezüglich Arteriosklerose, Bluthochdruck und koronaren Herzkrankheiten zugesprochen, zudem wirken sie entzündlichen Prozessen entgegen. Die DGE empfiehlt die Aufnahme von 0,5 Prozent der täglichen Kalorienzufuhr als ideal für alle Altersklassen – ein paar Gramm pro Tag würden also reichen. Oft wird in gängigen Publikationen zur Ernährung meist nur Fisch bzw. Fischöl als Quelle für Omega-3 genannt, doch gibt es zum Glück auch pflanzliche Omega-3-Lieferanten, zum Teil sogar mit besonders hohen Anteilen: Leinöl enthält 61,5 Gramm, Rapsöl 9,3 Gramm, Hanföl 20,2 Gramm, Walnussöl 13,5 Gramm und Weizenkeimöl 7,1 Gramm pro 100 Gramm Öl.

In diesen pflanzlichen Quellen kommt zwar nur eine der drei Omega-3-Fettsäuren vor, nämlich die Alpha-Linolensäure (ALA). Sie ist jedoch die einzige essentielle Fettsäure, die der Körper nicht selbst herstellen kann. Die beiden anderen (EPA, DHA) werden bei ausreichender Zufuhr aus ALA gebildet, wogegen sie in tierischem Omega-3 (z.B. in Fischöl) direkt vorkommen. (Die Fische beziehen sie wiederum aus Algen). Vorteil von ALA: die pflanzliche Fettsäure wird nicht so leicht ranzig!

Es kommt nun aber nicht allein auf die Menge an, sondern auf das Verhältnis der verschiedenen Fettsäuren zueinander. Ideal wäre ein

Verhältnis von 2:1 bis 5:1, manche Experten empfehlen sogar 1:1 (für Menschen mit Arteriosklerose). Ein ausgewogenes Verhältnis ist wichtig, weil Omega-3-Fettsäuren im Körper mithilfe derselben Enzyme zu entzündungshemmenden Folgestoffen, Omega-6-Fettsäuren aber zu entzündungsfördernden Folgestoffen verstoffwechselt werden. (Quelle: www.omega-3-wiki.de/index.php/Omega-6_zu_Omega-3). Eigentlich wollte ich gar nicht so weit ins komplexe Detail gehen, doch bin ich hier auf eine Information gestoßen, die mir wichtig erscheint: Das Öl mit dem größten Marktanteil ist Sonnenblumenöl, das leider ein ganz schlechtes Verhältnis der verschiedenen Fettsäuren zueinander hat, nämlich 120-mal mehr Omega-6 als Omega-3. Seit ich das weiß, kaufe ich es nicht mehr und nutze Öle, die dem empfohlenen Verhältnis aufzunehmender Fettsäuren zumindest nahe kommen. So hat z.B. Hanföl ein Verhältnis von 3:1, Rapsöl eines von 2:1. Der Star unter den Ölen ist das Leinöl, das als einziges Öl mehr Omega-3 als Omega-6 enthält, und zwar im Verhältnis 3:1.

Zur Vertiefung dieses Themas, das noch viel komplexer ist als hier angedeutet, empfehle ich das Omega-3-Wiki (www.omega-3-wiki.de), in dem sich viele Details zu den einzelnen Fettsäuren, ihren Wirkungen und Wechselwirkungen finden.

Vitamine und Mineralien

Lange schon wissen wir, dass der Blick auf die Makro-Nährstoffe Fett, Eiweiß und Kohlenhydrate alleine nicht alles über eine gute Ernährung aussagt. Der Mensch braucht auch Mineralien und Vitamine, um gesund zu bleiben. Wie sieht es nun damit in einer rein pflanzlichen, veganen Ernährung aus?

Dass wir uns mit viel Obst und Gemüse vielerlei nützliche Vitamine, aber auch die wichtigen Ballaststoffe und sekundären Pflanzenstoffe zuführen, ist allgemein bekannt. Zur Frage, welche Nährstoffe Veganern evtl. fehlen könnten bzw. worauf speziell zu achten ist, wenn man in diese Richtung geht, dazu gibt es wiederum verschiedene Studien, die mal mehr, mal weniger Risiken sehen. Die vegan lebende Bloggerin »Jane« hat auf ihrem Blog »Achtung, Pflanzenfresser!« sämtliche Studien gesichtet. Mir ihrer Erlaubnis gebe ich hier ihre Ergebnisliste wieder, die alle evtl. problematischen bzw. bei Nichtbeachtung zu kurz kommende Vitamine und Mineralien sowie deren pflanzliche Quellen angibt. (Da Omega-3-Fettsäuren bereits im Abschnitt über Fette besprochen wurden, erscheinen sie hier nicht nochmal!) Alle Angaben über das Vorkommen der je-

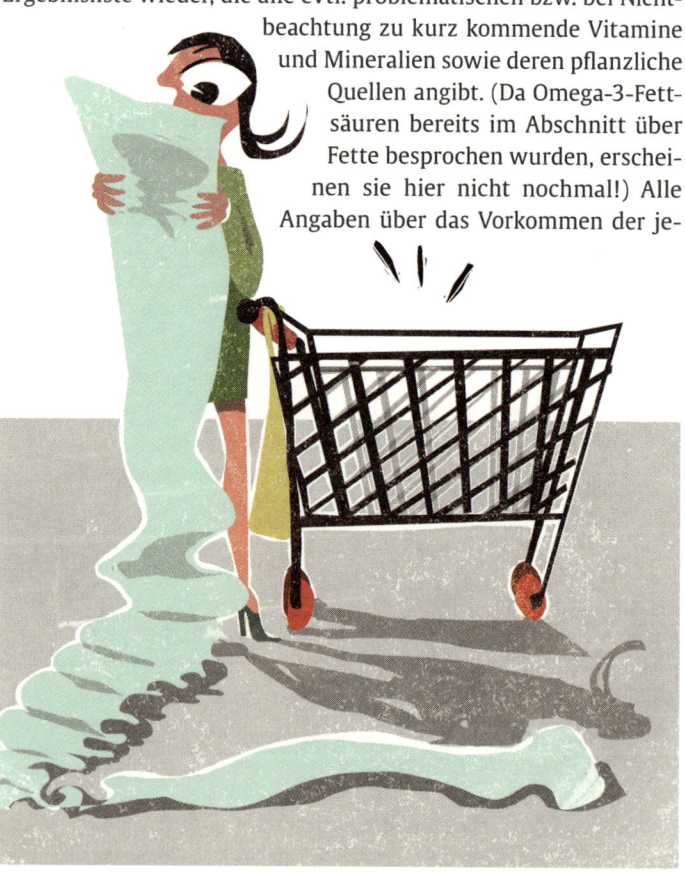

weiligen Nährstoffe beziehen sich auf 100 Gramm des jeweiligen Lebensmittels.

Vitamin D
Tagesbedarf 5µ (= Mikrogramm); wird auch durch Sonnenlicht gebildet, in nördl. Breiten ist Mangel häufig – auch bei Nicht-Vegetariern.
Vorkommen: Shitake-Pilz, getrocknet 11 µ; Steinpilz, tiefgefroren 4 µ; Avocado 3,43 µ Champignon 1,9 µ.

Vitamin B_2 – Riboflavin
Tagesbedarf 1,4 mg (= Milligramm); wird durch Sonnenlicht zerstört, ist wasserlöslich und kann im Kochwasser verloren gehen.
Vorkommen: Brokkoli 0,18 mg; Spinat 0,16 mg; Amaranth 0,19 mg; Erbsen 0,16 mg; Roggenvollkornbrot 0,15 mg, Spargel 0,11 mg; Quinoa 0,11 mg; Blumenkohl 0,11 mg; Hirse 0,11 mg.

Vitamin B_6 – Pyridoxin
Tagesbedarf 1,4 mg; ist wasserlöslich (geht beim Waschen, Kochen, Tiefkühlen zu 50 Prozent verloren). Je mehr Protein aufgenommen wird, desto mehr Vitamin B_6 wird benötigt;
Vorkommen: Linsen 0,58 mg; Kichererbsen 0,55 mg; weiße Bohnen 0,41 mg, grüne Bohnen 0,28 mg, Brokkoli 0,28 mg; Rosenkohl 0,3 mg; Banane 0,37 mg; Feldsalat 0,25 mg; Chinakohl 0,12 mg.

Vitamin B_{12}
Tagesbedarf 2,5 µ. Kommt in pflanzlichen Nahrungsmitteln nicht vor und muss bei voll veganer Ernährung per Nahrungsergänzung supplementiert werden; Vitamin B_6-Mangel vermindert die Aufnahme von Vitamin B_{12}.

Kalzium
Tagesbedarf 800 mg. Proteine und Salz fördern die Ausscheidung; Phytate* und Oxalate** hemmen die Aufnahme; Vitamin D ist essenziell für die Aufnahme von Kalzium.

Vorkommen: Sesam 738 mg; Haselnuss 225 mg; Sojabohnen 201 mg; Grünkohl 177 mg; Tofu fest 159 mg; Rukola 160 mg; Brokkoli 87 mg; Chinakohl 40 mg; Vollkornbrot 35 mg; Amaranth 214 mg.

Eisen

Tagesbedarf 14 mg. Fördernd für die Aufnahme sind Vitamin C, Zitronensäure (Zitrusfrüchte), Fruktose (Fruchtzucker) und bestimmte Aminosäuren. Die Verwendung gusseiserner Pfannen kann den Eisenwert verbessern. Phytate* und Oxalate**, Ballaststoffe, Kalzium, säurebindende Medikamente sowie Tannine (grüner u. schwarzer Tee) können die Aufnahme verringern bzw. behindern.
Vorkommen: Sojafleisch 11 mg; Amaranth 9 mg; Quinoa 8 mg; Linsen 8 mg; Hirse 6,9 mg; Kichererbsen 6,1 mg; Tofu 5,4 mg; Erbsen 5,2 mg; Haferflocken 5,1 mg; Spinat 4,1 mg; getr. Aprikosen 4,4 mg.

Zink

Tagesbedarf 10 mg. Phytate* und Kalzium binden Zink und reduzieren so die Aufnahme. Vitamin A, B_2 und B_6 fördern die Zinkaufnahme.
Vorkommen: Weizenkleie 13,3 mg; Sonnenblumenkerne 5,1 mg; Haferflocken 4,06 mg; Paranuss 4 mg; Walnuss 2,7 mg; Weizenkeime 2,6 mg; Sojamilch 1,78 mg; Linsen 1,39 mg; Mais 0,93 mg.

Jod

Tagesbedarf 200 µ. Algen wie Nori, Wakame und Arame sind gute Quellen und enthalten weitere wertvolle Mineralien;
Vorkommen: Meeresalgen, Meersalz, als Anreicherung oft in normalem Salz.

(Quelle: www.achtungpflanzenfresser.wordpress.com – von mir ergänzt)

---

* Phytate: Vollkornprodukte, Sesam, Soja, Erdnüsse – Wirkung wird durch Gärprozesse, Rösten, Einweichen, Fermentieren und Keimen erheblich reduziert.
** Oxalate: in Spinat, Mangold, Rhabarber, Kakao, Schokolade, Roten Rüben.

Ist das nicht alles viel zu kompliziert?

Auf den ersten Blick mag es so scheinen, doch komponiere ich mein Essen nach wie vor nicht mit Küchenwage und Nährstofftabelle. Wer beginnt, sich vegetarisch oder »in Richtung vegan« zu ernähren, nimmt ja meist ganz beiläufig viele Informationen auf. Man liest Kochbücher, besucht Rezepte-Seiten und Veggie-Blogs, stößt auf allerlei Studien und Artikel zu diesem und jenem Nährstoff-Thema – und nach und nach setzt sich eine Art Grundwissen im Kopf fest, das man beim Einkaufen, Kochen und Essen auch immer mehr beachtet. Von der Liste über Bedarf und Vorkommen bestimmter Vitamine und Mineralien lasse ich mich immer mal wieder kulinarisch inspirieren, bisher eher selten oder gar nicht verwendete Lebensmittel häufiger in mein Standardprogramm einzubeziehen. Das bringt nicht nur mehr Vielfalt und eine bessere Nährstoff-Versorgung, sondern erschließt auch ganz neue Gaumenfreuden, auf die ich mittlerweile nicht mehr verzichten wollte.

Schaue ich mir an, was heute in meiner Alltagsküche im Unterschied zu früher eine größere Rolle spielt bzw. neu eingeführt wurde, so sind das konkret folgende Lebensmittel:

- deutlich mehr Hülsenfrüchte, also Bohnen, Erbsen, Linsen, neuerdings auch mal Kichererbsen
- mehr Nüsse verschiedenster Art, nicht nur ab und zu, sondern fast täglich
- mehr Getreidegerichte anstatt immer nur Nudeln oder Kartoffeln
- viel mehr unterschiedliche Gemüse und Salate, ergänzt durch verschiedene Sprossen und Keime, die es jetzt auch in gut sortierten Supermärkten gibt
- Fleisch-Alternativen wie Sojafleisch, Seitan und Tofu
- mehr Früchte, frisch und trocken
- viel mehr Kräuter und unterschiedliche Gewürze

101

Abgesehen von der bewussten Wahl der Nahrungsmittel entlang der Empfehlungen stellte ich auch fest, dass mit weitgehender Vermeidung von Fastfood, Fertig- und Halbfertiggerichten die Sensibilität des eigenen Appetits größer wird. Seit ich viel mehr verschiedene Gemüse, Hülsenfrüchte und Getreide in meinen Speiseplan einbeziehe und auch kaum mehr Würzmischungen verwende, bekomme ich gelegentlich Lust auf ganz bestimmte Gerichte. Wenn ich etwa drei Tage hintereinander Lust auf Weißkrautsalat verspüre, gehe ich davon aus, dass dieser spezielle Appetit eine Botschaft des Körpers ist, der ich folgen sollte. Offenbar fehlt dann etwas, das in Weißkraut enthalten ist. Das ist mir dann mehr wert als jede Orientierung an Nährstofftabellen und Tagesbedarf! Einzig mit Vitamin B_{12} mache ich eine Ausnahme und nehme ca. dreimal pro Woche eine Tablette als Nahrungsergänzung – sicherheitshalber.

TIPPS UND INFOS

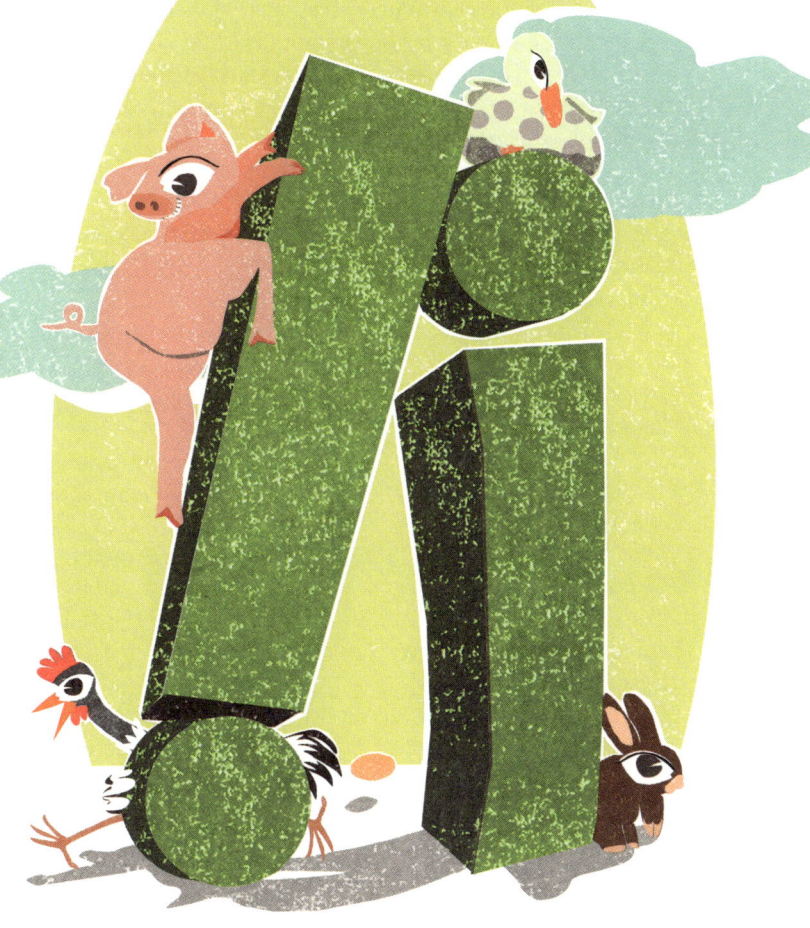

Tricks und Strategien aus meinem (fast) veganen Leben

Gegenüber dem Zustand vor zweieinhalb Jahren, als ich noch viele Fleischwaren und jede Menge Milchprodukte aß, ist mein Konsum tierischer Produkte gewiss auf ein bis drei Prozent zurückgegangen. Hier lesen Sie alles über die Strategien, mich immer wieder zu motivieren, wie ich auf blöde Sprüche von Fleischessern reagiere und welche Adressen man als »Veggie« kennen sollte.

Hier habe ich nützliche Tipps für den Einstieg und zum »Dranbleiben« aufgelistet:

- Alles braucht seine Zeit! Von jetzt auf gleich vollständig auf pflanzliche Kost umzusteigen, schaffen nicht viele – und wenn, dann ist es oft nur eine Phase. Ein Prozess langsamer Umstellung auf immer mehr pflanzliche Gerichte bringt oft einen nachhaltigeren Erfolg.
- Experimentieren Sie! Lassen Sie sich durch vegetarisch-vegane Kochbücher und Blogs inspirieren, ganz neue Rezepte und ungewohnte Nahrungsmittel auszuprobieren.
- Geben Sie den Fleischalternativen eine zweite Chance – mindestens. Nicht alles gelingt beim ersten Mal, und unsere Großmütter haben ihre legendären Bratensaucen auch nicht im ersten Versuch hinbekommen.

- Erkunden Sie Internetshops (S. 119) deren Angebot oft viel reichhaltiger ist als das in Bioläden oder Reformhäusern. Probieren Sie die pflanzlichen Würstchen, Bratlinge, Käsesorten, Veggie-Steaks und Burger. Fertigzubereitungen treffen zwar nicht immer den eigenen Geschmack, sind aber gut für Momente der Sehnsucht nach klassischen Gerichten. Insbesondere, wenn man mit dem Selberkochen noch nicht so weit gediehen ist.
- Freunde und Bekannte »bekochen« ist eine gute Idee: Keine noch so engagierte Rede »für die gute Sache« ist so wirkungsvoll wie ein Essen, das richtig gut schmeckt und keine Wünsche offen lässt. Besonders beeindruckend sind Gerichte mit Fleischalternativen, die schmecken wie klassische Fleischgerichte. Das wirkt auch dem Vorurteil entgegen, Körner, Gemüse und Salat seien alles, was man als Veggie noch essen kann.
- Sorgen Sie für ausreichende Vorräte, insbesondere auch für den kleinen Hunger zwischendurch. Nüsse, Trockenfrüchte, tiefgekühltes Gemüse und Obst, Hülsenfrüchte in Dosen, Räuchertofu, Tomatenmark, Gemüsebrühe, Hartweizen-Nudeln, Polenta, Reis, Flocken, Müslis, Sojasauce, Sojajoghurt und -sahne, Seitan-Fix (Weizengluten) und texturiertes Trockensoja habe ich immer zu Hause. Damit lässt sich schon eine Menge machen!
- Es lohnt sich, einen guten Handmixer (Pürierstab) anzuschaffen. Damit lassen sich viele schmackhafte Brotaufstriche und Suppen selber herstellen. Ein Hochleistungsmixer erschließt auch die Welt der so ungemein gesunden »Grünen Smoothies« (S. 149).
- Einfrieren hilft: Selber kochen ist aufwändig, jedoch schmackhafter, preiswerter und gesünder als der Verzehr von Fertigprodukten. Es lohnt sich also, Fleischalternativen wie Seitan oder auch fertige Gerichte (Suppen, Burger, Bolognese, Bratlinge etc.) auf Vorrat zu kochen und portionsweise einzufrieren.
- Vegetarische und/oder vegane Restaurants, die in immer mehr Städten eröffnen, sind einen Besuch wert. Der Vegetarierbund Deutschland (Vebu) führt auf der Website www.fleischlos-geniessen.de ein nach Postleitzahlen geordnetes Verzeichnis, das

die Adressen auf Wunsch sogar sortiert nach »vegetarisch«, »vegetarisch/vegan« und »rein vegan« auswirft.

- Kultivieren Sie Ihre Empathie: Informieren Sie sich immer mal wieder über die Zustände in der Massentierhaltung. Berichte und Videos erhalten und stärken die eigene Motivation, das Mitgefühl mit den Tieren und die Sorge um die Umwelt. Auch wenn man meint, schon alles zu wissen: Empathie ist ja keine reine Verstandsangelegenheit und braucht immer mal wieder einen »Stein des Anstoßes«, um sich zu erhalten und zu erneuern.

- Nicht alle können oder wollen Voll-Vegetarier oder Veganer werden, doch auch jede Reduzierung von Fleisch und anderen Tierprodukten ist ein Fortschritt! Würden alle nur mehr an einem Wochentag Fleisch essen, wäre in Sachen Massentierhaltung mehr gewonnen, als wenn die Zahl der Veganer sich mal eben verdoppelte.

- Verfallen Sie nicht in Selbstvorwürfe, wenn es mal einen Rückschritt gibt und bestimmte Gelüste dazu führten, eine Ausnahme zu machen. Nachhaltigkeit ist bei der Umstellung wichtiger als von jetzt auf gleich 100-prozentige »Reinheit« zu erreichen. Freuen Sie sich über das, was Sie schon erreicht haben!

- Lassen Sie sich nicht durch dumme Sprüche aus der Ruhe bringen, die vielleicht hier und da mal fallen – erst recht nicht beim Essen. Bleiben Sie freundlich und sprechen Sie von sich, wenn Sie ein Gespräch nicht vermeiden wollen: die eigenen Motive und Erfahrungen kann einem niemand nehmen, wohingegen moralisierende Vorwürfe eher nicht dazu beitragen, dass sich das Gegenüber für gute Argumente öffnet.

- Tauschen Sie sich aus, suchen Sie Kontakte zu Gleichgesinnten! Es gibt viele »unverbissene« Vegetarier, Veganer und Menschen, die ihren Fleischkonsum zumindest massiv reduzieren wollen. Das Internet macht es leicht, sie zu finden: Blogs, Initiativen, Vereine und Verbände bieten vielerlei Möglichkeiten der Mitwirkung und gegenseitigen Unterstützung.

Provozierende Fragen, sinnvolle Antworten

Wer in Gesellschaft auf den üblichen Fleischverzehr verzichtet, fällt unweigerlich auf. Zwar ist vegetarische Ernährung ein zunehmender Trend und Veggies werden heute mehr akzeptiert und respektiert als noch vor ein paar Jahren. Dennoch wird man früher oder später mit provozierenden Fragen konfrontiert. Viele Omnivoren (= Allesesser) fühlen sich schon durch die bloße Anwesenheit von »Fleisch-Verweigerern« angegriffen und agieren dieses Gefühl aus, indem sie selber angreifen: mit vermeintlich lustigen Witzen (»Du isst meinem Essen das Essen weg!«) oder mit Fragen und Behauptungen, die Veggies in Bedrängnis bringen sollen.

Es lohnt, für solche Gelegenheiten gewappnet zu sein, deshalb liste ich hier ein paar typische Fleischesser-Fragen und mögliche sinnvolle Antworten auf. Es sind nicht unbedingt die »einzig wahren« Antworten, sondern persönliche Antworten, die ich selber gebe, wenn jemand fragt. Und mir geht es eben nicht um hundertprozentige individuelle Reinheit in Sachen Tierprodukte, sondern um »zunehmend pflanzliche Ernährung« möglichst vieler Menschen.

Auch Pflanzen sind lebendige Wesen und haben Gefühle!

Nein, Pflanzen haben keine Gefühle, denn sie verfügen nicht über ein zentrales Nervensystem, die notwendige Voraussetzung für Schmerzempfinden und Leiden. Sie reagieren biochemisch auf die Erfordernisse des Augenblicks, verwelken also z. B. bei Wassermangel, doch ist da niemand, der leidet. Wer Tierprodukte verzehrt, ist im Übrigen für sehr viel mehr »Pflanzenvernichtung« verantwortlich, denn um ein Kilo Fleisch oder einen Liter Milch zu erzeugen, braucht es eine vielfache Menge an Futterpflanzen. Aus zehn Kilo Getreide kann gerade mal ein Kilo Rindfleisch gewonnen werden. Baut man auf einem Hektar Land Kartoffeln an, können damit elf Menschen mit genügend Proteinen (Eiweiß) und siebzehn mit ge-

107

nügend Kalorien versorgt werden. Nutzt man die gleiche Menge Land für die Viehzucht, reicht es nur für 2,5 Menschen. (Fakten: www.vebu.de)

Menschen haben immer schon Fleisch gegessen. Fressen und gefressen werden ist doch ganz natürlich!

Mittlerweile leben wir zum Glück in einer Hochzivilisation und können erkennen, dass wir Fleisch nicht benötigen, um uns gesund zu ernähren. Wir haben jetzt die Möglichkeit, durch pflanzliche Ernährung immenses Tierleid zu vermeiden. Warum sollten wir sie nicht nutzen? Mitgefühl ist auch sehr menschlich! Zudem müssen wir auf klassische Fleischgerichte nicht einmal verzichten, sondern können sie mit pflanzlichen Fleisch-Alternativen stimmig nachkochen.

Aber der Mensch ist doch biologisch ein Fleischfresser und braucht die Proteine!

Nein, wir sind nach herrschender Meinung »Allesfresser« bzw. »Omnivoren«. Wir können Fleisch verdauen, können aber auch gut ohne auskommen und gesund leben. Auch viele Pflanzen, insbesondere Hülsenfrüchte und Getreide, liefern genug Eiweiß. Eine halbe Tasse Soja enthält z.B. genauso viel Proteine wie ein 150-Gramm-Steak.

Warum so viel Sorge um das Leiden der Tiere? Ist es nicht viel wichtiger, den vielen leidenden Menschen auf der Welt zu helfen?

Mit einer vornehmlich pflanzlichen Ernährung auch in den Industrieländern wäre vielen hungernden und in Armut lebenden Menschen geholfen. Für den immensen Fleischkonsum braucht es importierte Futtermittel, da z.B. in Europa die Flächen gar nicht ausreichen, um die benötigte Menge anzubauen. Die weltweit an »Nutztiere« verfütterte Mengen an Getreide und Hülsenfrüchten würden reichen, um 3 Milliarden Menschen zu ernähren. Stattdessen wird diese Pflanzennahrung für die »Veredelung« mittels Tierzucht verwendet, während immer noch hunderte Millionen Menschen permanent schwer unterernährt sind. Es braucht zudem auch 15.415 Liter Wasser, um ein Kilo Rindfleisch zu erzeugen – auch dieses Wasser fehlt in vielen wasserarmen Ländern den Menschen, weil es für den Futtermittelanbau genutzt wird.

Ich kaufe nur noch Bio-Fleisch – das ist doch in Ordnung!

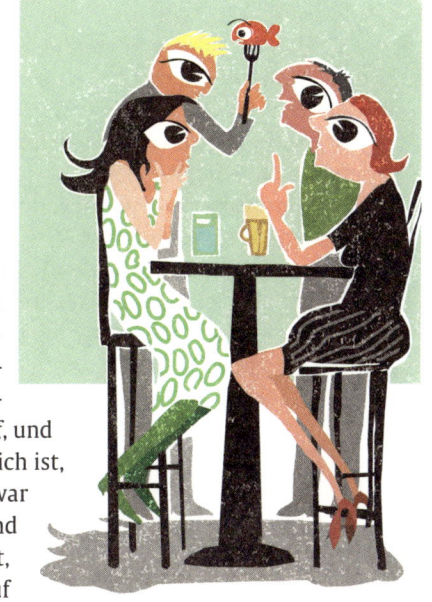

»Bio-Fleisch« ist immerhin mit etwas weniger Tierleid verbunden als solches aus Massentierhaltung. Aber mal ehrlich: Auch wer nur Bio-Fleisch kauft, konsumiert doch in Restaurants, am Imbiss, in der Kantine und beim Grillfest in aller Regel ganz normales Fleisch und ganz normale Massentierhaltungswurst. Zudem endet »Bio« im Schlachthof, und wie leidfrei die Haltung tatsächlich ist, ist zumindest umstritten. Ich war selber ein großer Fleisch-Fan und verbiete mir auch heute nicht, im Fall der ganz großen »Lust auf Fleisch« mal ein Bio-Steak zu essen. Aber ich bin froh, dass ich es nun länger schon nicht mehr haben muss. Mit Fleischalternativen wie Seitan und Soja-Fleisch lassen sich viele Gerichte kreieren, die gar kein Verzichtsgefühl aufkommen lassen.

Was bleibt denn noch, wenn du auch Milchprodukte weglässt? Körner und Gemüse wär' mir zu wenig!

Mir wäre das auch zu wenig, doch stimmt es zum Glück nicht! Milchprodukte lassen sich gut durch Soja- und Getreide-Drinks, veganen Käse, Sojajoghurt und -Sahne ersetzen. Mit Weizengluten (Seitan), Tofu und Soja-Fleisch lassen sich ganz wunderbar klassische Fleischgerichte nachempfinden, und mittlerweile gibt es auch viele Fertigprodukte, z. B. Würstchen, die kaum mehr als »pflanzlich« erkennbar sind. Für mich ist die Umstellung im Übrigen ein längerer Prozess, keine Sache von jetzt auf gleich. Je mehr pflanzliche Alternativen ich kennen lerne und in meine Routinen aufnehme, desto mehr nimmt das Verlangen nach Fleisch und Milchprodukten ab.

Ich denke nicht daran, auf mein Grillsteak verzichten, das schmeckt mir einfach zu gut!
Kann ich verstehen, denn so ein medium gebratenes, richtig gutes Steak vom weitgehend frei laufenden Bio-Rind ist wirklich durch keine pflanzliche Alternative ersetzbar. Aber frag dich mal, wie oft du das brauchst und wie viel anderes Fleisch du tagtäglich konsumierst, das locker durch Fleisch-Alternativen ersetzbar wäre! Gerne lade ich dich mal zu Veggie-Gulasch, Spaghetti mit Soja-Bolognese oder »Wiener Schnitzel« aus Soja-Medaillons ein – du wirst staunen!

Ein paar Vegetarier mehr oder weniger verändern doch nicht viel!
Das sehe ich anders: In den letzten Jahren ist »vegetarisch« bzw. »vegan« ein richtiger Trend geworden. Auch dank der vielen Skandale um Gammelfleisch und Massentierhaltung hat sich einiges geändert, und immer mehr Menschen stellen ihre Ernährung um. Es muss aber auch nicht jeder Vegetarier oder Veganer werden, um etwas zu bewirken: Würde mehrheitlich nur mehr ein- bis zweimal die Woche Fleisch gegessen, wären alle gesünder, und die Massentierhaltung würde sich einfach nicht mehr lohnen.

Adressen: der Blick ins Veggie-Universum

Ganz für sich alleine die Ernährung von Grund auf umzustellen, kann man vielleicht schaffen, es ist aber schwierig und macht nicht wirklich Spaß. Zum Glück ist es heute einfach, in den Weiten des Internets verschiedenste Vereine, Verbände, Initiativen, Foren und kreative Blogger zu finden. Man wird umfassend informiert, kann sich über entstehende Fragen austauschen und bekommt umfangreiche und immer neue Inspirationen fürs »andere Kochen«. Produkte, die es im Supermarkt um die Ecke nicht gibt, lassen sich einfach bestellen, und man kann auch gleich die Bewertungen und Erfahrungen anderer lesen. Auch wer sich politisch gegen die Massentierhaltung oder gegen Tiernutzung generell engagieren will, findet im Netz leicht Mitstreiter und Unterstützung bei der Gründung eigener Initiativen.

Gerne liste ich im Folgenden jene Adressen auf, die mir viel geholfen haben und die ich weiterhin gerne nutze. Es ist eine persönliche Auswahl ohne Anspruch auf Vollständigkeit.

Vegetarierbund Deutschland e.V. (VEBU) – www.vebu.de

Deutschlands ältester Vegetarierverein besteht seit 1892 und vereint heute VegetarierInnen aller Richtungen, ohne einzelne Ausprägungen, Ernährungs- und Lebensstile zu diskriminieren. Auch Aktionen zur bloßen Reduzierung des Fleischkonsums werden in Form von Kampagnen unterstützt. Seit 2010 steigen die Mitgliederzahlen rasant, im Juli 2012 hatte der VEBU ca. 6.000 Mitglieder, monatlich kommen mehr als 300 neue dazu – auch ich bin Anfang 2011 beigetreten. Als Mitglied bekommt man das Magazin »Natürlich vegetarisch« kostenlos sowie Rabatte mit der sogenannten VEBU-Card bei über 170 Anbietern verschiedenster zum vegetarisch-veganen Lebensstil passenden Produkten und Dienstleistungen. Der VEBU bietet Mitgliedern eine telefonische Ernährungsberatung, ermäßigten Eintritt bei interessanten Veranstaltungen (z.B. der Vegetarier-Messe Veggie-World) und die Möglichkeit, in Regionalgruppen mitzuarbeiten bzw. selber eine zu gründen. Auf den Webseiten des Vegetarierverbunds Deutschland finden sich vielerlei interessante Infos für den Einstieg und aktuelle News sowie tiefer schürfende

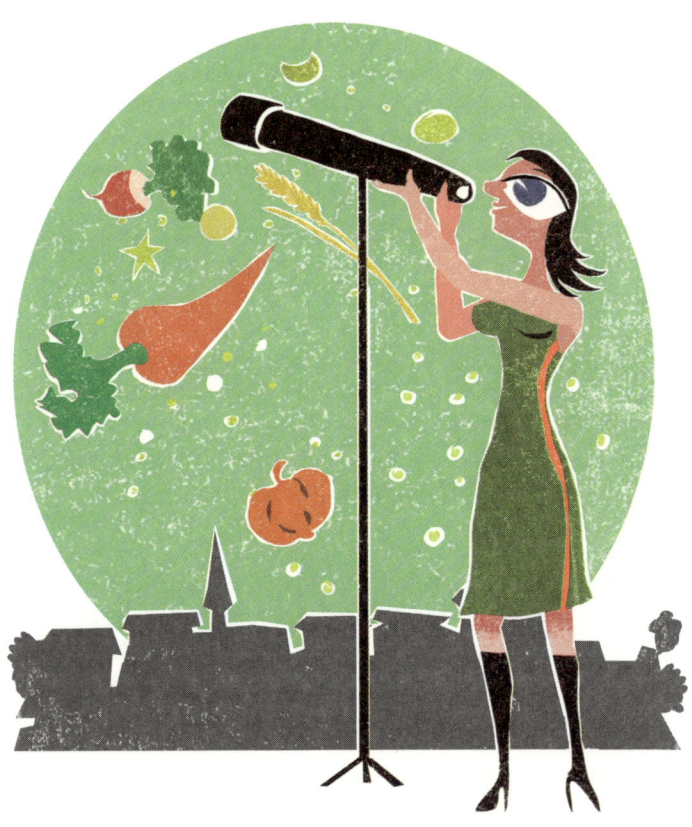

Artikel zu den drei großen Motiven »Ethik«, »Umwelt« und »Gesundheit«.

Albert Schweitzer Stiftung für unsere Mitwelt – www.albert-schweitzer-stiftung.de

Ein sehr aktiver Verband, der sich für den Tierschutz und Tierrechte einsetzt. Im »Info-Center« auf der Website finden sich viele übersichtlich strukturierte Informationen über die Zustände in der Massentierhaltung. Die Stiftung sammelt Spenden, wirbt um Mitstreiter und führt Kampagnen durch, die oft recht erfolgreich verlaufen. So hatte die Stiftung wesentlichen Anteil am Verbot der Käfighaltung von Hühnern. Sie setzt sich gegen das Schnäbelkürzen und viele andere Grausamkeiten ein, startet Petitionen an den Bundestag und wirbt für pflanzenbasierte Ernährung, jedoch ohne bevormunden zu wollen. Ich hatte Gelegenheit, die Leute kennen zu lernen, und bin begeistert von ihrem Engagement!

PETA Deutschland e. V. – www.peta.de

Das wohl bekannteste und aktivste Tierrechtsbündnis, Schwesterorganisation von PETA USA, der mit über drei Millionen Unterstützern weltweit größten Tierrechtsorganisation. Ziel der Organisation ist es, durch Aufdecken von Tierquälerei, Aufklärung der Öffentlichkeit und Veränderung der Lebens- und Ernährungsweise Tieren zu einem besseren Leben zu verhelfen. PETA veranstaltet teils sehr »eindrückliche«, mal radikale, mal witzige Kampagnen, die auch viel Widerspruch ernten. PETA deckt gravierende Verstöße gegen das deutsche Tierschutzgesetz auf und zeigt uns per Video die realen Zustände: z.B. Qualzuchten von Enten, die nicht einmal mehr laufen können, sondern wegen des eigenen Gewichts immer wieder auf den Rücken fallen. Bekannt geworden sind insbesondere Aktivitäten rund um den »Wiesenhof-Skandal«, der laut den Dokumentationen kein Einzelfall, sondern fortgesetzter Normalfall ist. Ich empfehle, immer mal wieder die neuesten Videos anzuschauen, das hilft, die eigene Motivation zur weitgehenden Vermeidung von Tierprodukten aufrechtzuerhalten. Für Menschen im besten Alter gibt's den Blog PETA50plus (www.peta50plus.de). Persönlich fand ich zu PETA über die großartigen, sehr professionell und unterhaltsam gemachten Video-Kochshows mit Kerstin Linnartz, die auf dem PETA-Kochblog (http://kochen.veganblog.de) versammelt sind.

VegetarierForum.com – www.vegetarierforum.com

Großes Forum für Vegetarier aus Deutschland, Österreich und der Schweiz. Vegetarier, Veganer und potentielle Veggies sind willkommen und finden jede Menge Infos sowie die Möglichkeit, sich mit anderen über sämtliche Fragen vegetarischen und veganen Lebens auszutauschen. Im Juli 2012 hatte das Forum 8375 Mitglieder, sie schon 268.285 Beiträge über 12.973 Themen geschrieben haben. Hier schwurbelt das pralle Leben, aber wer gerne nur mit ganz Gleichgesinnten kommunizieren möchte, findet hier die Möglichkeit. Das Forum teilt sich nämlich in einen allgemeinen Bereich, ein Forum für (Ovo-lacto-)Vegetarier und eines für Veganer. Selber lese und schreibe ich bei Bedarf in allen Foren mit, da ich nun mal in keine Schublade hundertprozentig passe und auch nicht passen will.

Die Umsteiger – http://dieumsteiger.blogspot.de/

Diesem Blog bzw. seinem kreativ kochenden Betreiber »Peter« habe ich sehr viel zu verdanken! Denn hier geht es insbesondere um klassische, allgemein beliebte Fleischgerichte, die mittels pflanzlicher Alternativen wie Seitan, Tofu und texturiertem Soja teils täuschend echt nachempfunden werden. Ob Großmutters Kohlrouladen, Hackbraten, Frikadellen, Bolognese, Gyros, Leberwurst oder »Wiener Schnitzel« – Peter zeigt, dass es auch pflanzlich funktioniert, geschmacklich so stimmig, dass auch Fleischesser begeistert sind. Die Rezepte gibt's nicht nur in Text und Bild, sondern auch als Video. So sieht man, wie einfach es im Grunde ist, und auch Ungeübte trauen sich, vieles auszuprobieren. Peter beantwortet auch gerne Fragen zu seinen Gerichten und gibt vertiefende Tipps. Insgesamt ein Blog, der schon vielen den Abschied vom Fleisch leicht gemacht hat.

Achtung Pflanzenfresser – http://achtungpflanzenfresser.wordpress.com

Auch wenn man nicht vorhat, hundertprozentig vegan zu leben, ist dieses Blog doch eine umfangreiche Wissensquelle. Neben einem Speiseplan, der pflanzliche Alternativen aufzeigt, gibt es Einsteiger-tipps und im Bereich »Nährstoffe« viele wichtige, von der Verfasserin umfangreich recherchierte Informationen über Makro- und Mikro-Nährstoffe, Vitamine und Mineralien. Da die entsprechenden Mangelerscheinungen auch bei Normalköstlern verbreitet sind, lohnt sich die Lektüre für alle, die mehr über eventuell fehlende Nährstoffe, Vitamine und Mineralien sowie deren Quellen in der Pflanzenkost erfahren wollen. Neue Fachbücher und Studien fasst »Jane« leicht verständlich zusammen, auch schmackhafte Rezepte mit ansprechenden Fotos fehlen nicht. Ich besuche den Blog sehr gerne, konnte viel Nützliches lernen und in meine Kochroutinen und Essgewohnheiten sinnvoll einbinden.

News, Blogs,Vereine, Websites – http://docbears.de/vegannews

Ein umfangreiches Verzeichnis vieler veganer Blogs und Info-Seiten, das auch nicht ganz hundertprozentig vegane Quellen (wie z. B. mein Blog unverbissen-vegetarisch.de) aufnimmt. Pro Seite werden zehn Quellen mit den jeweils letzten vier Beiträgen vorgestellt, wobei die Blogs mit den neuesten Beiträgen immer vorne stehen. So kann man mit wenigen Klicks überschauen, was in der Szene in den letzten Tagen so geschrieben wurde, wo bei der Schwerpunkt der meisten Publikationen bei den Rezepten liegt! So kommt man immer mal auf neue Ideen und kann sich bei Bedarf auch gleich mit Nachfragen an die Bloggenden wenden – sehr inspirierend!

Rezeptefuchs-Produktdatenbank – www.rezeptefuchs.de

Eine riesiege Sammlung pflanzlicher Rezepte, geordnet in 20 Kategorien, z. B. Hauptgerichte, Beilagen, Aufstriche, Kuchen, Rohkost, Suppen, Snacks und vieles mehr. Der Knüller für alle, die jeden Rest von Tierprodukten vermeiden wollen, ist die Produktedatenbank, in deren »erweiterter Suche« sehr detailliert nach veganen Produkten gesucht werden kann. Name, Hersteller, Inhaltsstoffe, Zutaten und sogar die Bezugsquellen einschließlich der normalen Supermärkte werden pro Produkt angegeben. Umgekehrt lässt sich die Suche auf bestimmte Bezugsquellen (z. B. Bioläden, Discounter, spezifischer Supermarkt, Reformhaus etc.) eingrenzen, was sehr praktisch ist, wenn man schon vor dem Besuch wissen will, welche Soja-Produkte es z. B. in einem bestimmten Supermarkt gibt.

Unverbissen vegetarisch – www.unverbissen-vegetarisch.de

Das Blog, dem dieses Buch seinen Namen verdankt. Ich schreibe seit 2010, berichte über meine Erfahrungen, stelle Rezepte vor und blogge über ethische, politische und alltagstechnische Fragen rund um die pflanzliche Ernährung. Auf der Seite www.unverbissen-vegetarisch.de/dasbuch finden sich die Links aus den Buch-Kapiteln zum bequemen Anklicken sowie eine erweiterte Linkliste mit Bezugsquellen und allem, was mir rund ums Veggie-Leben noch interessant erscheint. Natürlich freue ich mich auch über jede Leser-Resonanz zum Buch!

MEINE ALLTAGS-REZEPTE

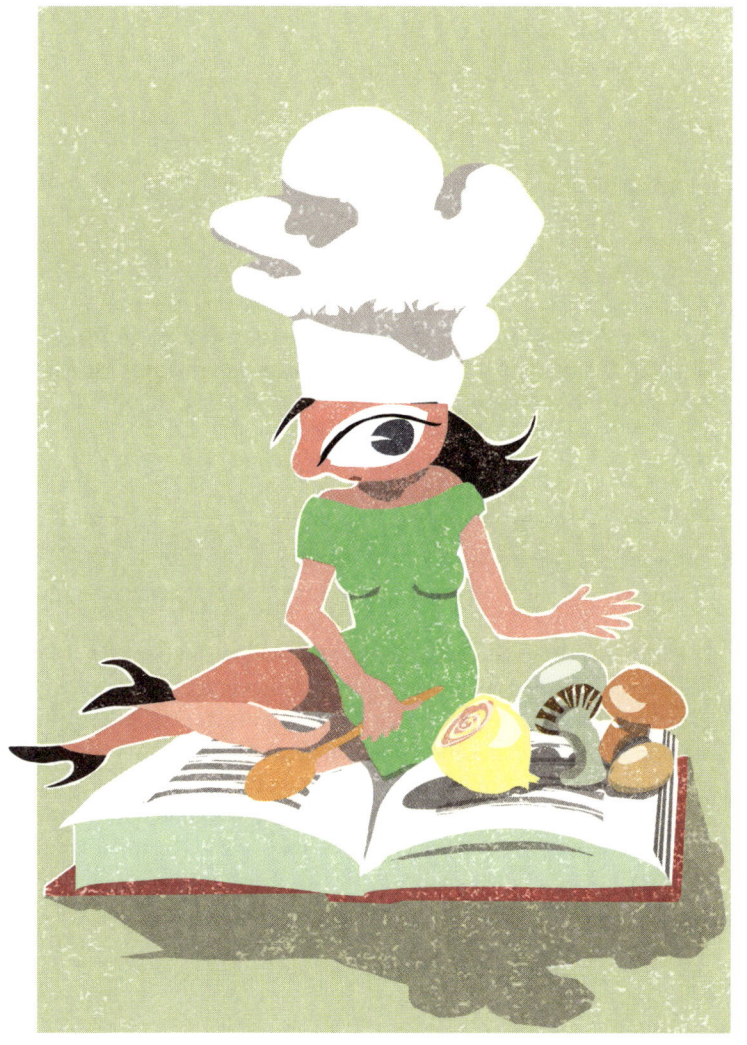

-KEIN GOURMET-KOCHBUCH!

Meine veganen Rezepte

Das Problematischste am Umstieg auf mehr pflanzliche Ernährung sind persönliche Traditionen, Routine und Gewohnheit. Es bedarf einer Lern- und Experimentierphase, um sich umzugewöhnen und alltagstaugliche Alternativen zu finden.

Wer selber kocht, hat gewöhnlich seine zehn bis dreißig Standardgerichte, die mehrheitlich Fleisch, Wurst, Schinken, Fisch, Käse, Eier und vielerlei Milchprodukte benötigen. Auch die meisten tiefgekühlten Produkte, Fertig- und Halbfertig-Gerichte, auf die man aus Zeitmangel zurückgreift, sind selten rein vegetarisch oder gar vegan.

Die folgenden Rezepte gehören zu meinem neuen »Standardprogramm«, das ich mir in gut zwei Jahren angeeignet habe. Sie kommen ohne die genannten tierischen Nahrungsmittel aus und nutzen stattdessen Fleisch-, Käse- und Milch-Alternativen.

Klassische Vegetarier mögen den Kopf schütteln angesichts der kulinarischen Ambition, traditionelle Fleischgerichte nachempfinden zu wollen: Das gute Gelingen dieses Ansinnens hat es mir ermöglicht, stressfrei vom Fleisch zu lassen! Und Freunde, die ich so bekoche und zum Staunen bringe, bemerken oft erst durch solche Gerichte, wie verzichtbar Fleisch tatsächlich ist und dass es auch ohne Ei und Milchprodukte schmeckt.

Einen weiteren Schwerpunkt bilden Gerichte mit Hülsenfrüchten, deren Anteil im Vergleich zu früher jetzt sehr viel größer ist. Gemüse und Getreide, die mir fremd waren, ergänzen heute meinen Speiseplan ebenso wie Salate abseits des üblichen Tomaten-Gurken-Blattsalate-Einerleis. Und Suppenfan bin ich auch geworden!

Woher kommen die Rezepte?

Auf vielen Blogs und Info-Seiten findet ein reger Austausch über Rezepte statt, an dem ich mit Freude teilnehme. Man liest, probiert aus, ändert mehr oder weniger Details je nach eigenem Geschmack – und zeigt dann wiederum das Ergebnis auf den eigenen Seiten. Ein guter Teil meiner liebsten Rezepte findet sich in Varianten auf vielen Veggie-Blogs. Sie sind quasi schon Klassiker im Bereich der Fleischalternativen, andere konnte ich selbst ausgehend von klassischen Rezepten mit Tierprodukten »veganisieren«. Auch Kochworkshops im richtigen Leben haben mir Know-how vermittelt, das in diese Rezepte eingeflossen ist, ebenso wie viele lehrreiche Video-Koch-Shows auf Youtube. (Wenn besondere Leistungen von Einzelpersonen in die Rezepte eingeflossen sind, ist das jeweils an der entsprechenden Stelle vermerkt.)

Wo einkaufen?

Zum Glück gibt es mittlerweile etliche der in den Rezepten verwendeten Tierprodukt-Alternativen auch in gut sortierten Supermärkten und manches sogar bei Discountern. Insbesondere Soja-Drinks und Tofu sind fast überall zu haben, wobei die Vielfalt in Bioläden und Reformhäusern deutlich größer ist. Bei letzteren finden sich auch vielerlei Getreidesorten, die im »klassischen Kanon« noch nicht so bekannt sind, sowie Nüsse und Trockenfrüchte, die den Speiseplan ergänzen.

Das breiteste Angebot aller erdenklichen pflanzlichen Produkte bieten spezielle vegan-vegetarische Versandshops im Internet. Während Glutenmehl für Seitan (auch »Seitan-Fix« oder »Seitan-Basis« genannt) und die wichtigen Soja-Trockenprodukte in Bioläden meist nur in kleinen Packungen zu entsprechenden Preisen angeboten werden (wenn überhaupt!), kann man hier aus dem Vollen schöpfen und sich gleich sehr preiswerte, große Vorratspackungen schicken lassen.

Die bei vielen Veggies aus guten Gründen beliebtesten Versender sind www.vegan-wonderland.de und www.alles-vegetarisch.de. Was ich sonst nicht in dieser Form bekomme oder mühsam einzeln zusammen suchen müsste, bestelle ich gerne im Netz. Spezialitäten wie Liquid Smoke (»flüssiger Rauch«), NoEgg (Ei-Ersatz), schwarzes Salz (das schmeckt wie gekochtes Ei) oder Agaven-Dicksaft sind Beispiele, die auch in meinen Rezepten vorkommen – allerdings nur optional, die Rezepte funktionieren auch ohne sie. Die Versandshops bieten auch eine breite Palette veganer Fertig- und Halbfertigprodukte, z. B. Veggie-Würstchen, Seitan im Glas, Käse-Alternativen und sogar Fisch-Alternativen aus Algen. Wie das alles schmeckt, kann man oft den Käufer-Kommentaren entnehmen, die manche Shops zulassen. Zwar sind die Geschmäcker verschieden, doch gibt die jeweilige Häufigkeit von Lob und Kritik durchaus einen Eindruck vom Produkt. Krasse Fehlkäufe konnte ich so bisher vermeiden.

In Berlin gibt es mittlerweile auch das Veganz (www.veganz.de) einen komplett veganen Vollsortiments-Supermarkt, den ich hier erwähne, weil die Betreiber vorhaben, auch in neun weiteren Großstädten Filialen zu eröffnen.

Trockensoja – Sorten und Grundrezept

Von allen von mir in zwei Jahren ausprobierten Fleisch-Alternativen ist »Sojafleisch« eindeutig das Produkt, das aufgrund seiner Faserigkeit und Vielseitigkeit dem Original am nächsten kommt. Es wird aus gentechnisch nicht veränderten Sojabohnen hergestellt, ist äußerst preiswert und in verschiedenen Formen im Angebot: feine und grobe Sojaschnetzel, Sojagranulat, Soja-Medaillons und Soja-Steaks.

Immer steht auf den jeweiligen Packungen eine Zubereitungsanleitung, wie man aus dem Trockenprodukt das verarbeitbare »Sojafleisch« herstellt. Das kann von Hersteller zu Hersteller leicht unterschiedlich sein. Mal soll man das Trockensoja nur mit heißem Wasser übergießen, mal aufkochen und quellen lassen. Auch unterschiedliche Kochzeiten sind durchaus üblich. Da ich mit dem Ergebnis dieser Anleitungen nicht immer zufrieden war, liste ich hier meine Erfahrungen mit den verschiedenen »Soja-Formaten« auf. Durchweg nutze ich statt gesalzenem Wasser eine leichte Gemüsebrühe, das ist allerdings eine persönliche Vorliebe! In der weiteren Verarbeitung gibt es ja meist noch genug Gelegenheit, dem Sojafleisch den gewünschten Geschmack zu geben. Statt Gemüsebrühe kann man sich auch einen eigenen Würzsud aus Gemüse und Gewürzen herstellen.

Sojagranulat: Wird gerne als Hackfleisch-Ersatz für Füllungen, Burger und Saucen verwendet. »Übergießen« hat bei meinen Versuchen keineswegs gereicht. Ich koche das Granulat in Gemüsebrühe auf und lasse es bis zu einer halben Stunde köcheln. Dann gieße ich es in ein Sieb ab und drücke die Flüssigkeit mit einem Löffel aus. Leider ist Granulat nicht gleich Granulat. Das Produkt des einen Herstellers hatte bereits nach 10 Minuten die richtige Konsistenz, wohingegen das Granulat einer anderen Marke selbst nach 50 Minuten noch einen merklichen »Biss« hatte, der z. B. in der Bolognese störte.

Extra feine Sojaschnetzel: Seit ich sie entdeckt habe, brauche ich kein Granulat mehr. Hier stimmt auch die Anleitung auf der Packung: Mit der vierfachen Menge kochender Brühe übergießen und ca. 5 Minuten quellen lassen genügt. In einem Sieb »abtropfen lassen« reicht, wenn man z. B. Bolognese kochen will. Sollen es Bouletten werden, ist ausdrücken wichtig: Je abgetrockneter das Soja, desto besser gelingt die weitere Verarbeitung.

Sojaschnetzel: Diese differieren je nach Hersteller in der Größe. Ich verwende nur die besonders großen, z. B. von www.vegan-wonder land.de. Sie eignen sich z. B. sehr gut für Gyros, aber auch für Gulasch und Pfannengerichte. Ich koche sie auf kleiner Flamme ca. 10 Minuten in Gemüsebrühe und drücke sie mit den Händen aus.

Soja-Medaillons: Sie eignen sich wunderbar als Schnitzel, sei es paniert oder mit einer Sauce. Ich koche sie in einem großen Topf in Gemüsebrühe ca. 15 bis 20 Minuten und beschwere sie dabei mit einem kleinen Teller, damit auch alle »unter Wasser« liegen. Dann nehme ich sie mit einem Schaumlöffel vorsichtig heraus und lasse sie in einem großen Sieb abtropfen. Anschließend lege ich sie auf einem großen Küchenbrett aus, lege ein zweites Brett auf die Medaillons und presse sie zwischen den beiden Bretter über der Spüle aus. Bleibt zu viel Wasser in den Medaillons, verlängert und verkompliziert das das Braten!

Soja-Big-Steaks: Zubereitung wie Soja-Medaillons, doch kann man sie aufgrund der Größe auch gut mit den Händen ausdrücken.

Spektakuläre »Wiener Schnitzel«

Ja, die Betitelung dieser pflanzlichen Alternative für die beliebten panierten Schnitzel ist nicht übertrieben. Als ich sie zum ersten Mal zubereitete, war mein erster Test-Esser extrem verblüfft, was aus

Soja-Medaillons entstehen kann. Begeistert verputzten wir zu zweit an die 20 krosse Mini-Schnitzel und ich wusste: Gelüste nach dem Original würden in Zukunft nicht mehr aufkommen!

Die Herstellung der Schnitzel zeigt Peter vom Blog »Die Umsteiger – weg vom Fleisch« (http://dieumsteiger.blogspot.de/2011/10/sensationelle-schnitzel-vegan.html) in einem seiner appetitanregenden Kochvideos.

Für 2–3 Personen:
20 Soja-Medaillons (z. B. von Vegan-Wonderland) · ca. 2 bis 3 l Gemüsebrühe · frisch gemahlener schwarzer Pfeffer · scharfes Paprikapulver
Für die Panade:
Hefeflocken · Mehl · Semmelbrösel · Pflanzenöl zum Braten

— Sojamedaillons in der Gemüsebrühe 10 Min. kochen, weitere 5 Min. im Sud stehen lassen. (Da die zunächst noch trockenen Medaillons oben schwimmen, evtl. mit einem kleinen Teller beschweren). Anschließend die Medaillons ausdrücken, z. B. zwischen zwei großen Küchenbrettern oder durch Einrollen in einem frischen Küchenhandtuch.
— Dann die Medaillons nebeneinander auslegen und auf beiden Seiten ordentlich würzen: scharfer Paprika, Pfeffer – ich habe auch mal »Hähnchengewürz« verwendet, was auch gut geschmeckt hat. Ob noch Salz nötig ist, hängt davon ab, wie stark die Brühe die Schnitzel schon gesalzen hat. Einfach mal probieren!
— Für die Panade in einem tiefen Teller oder einer Schüssel Wasser, Hefeflocken und Mehl mischen, bis die Flüssigkeit eine leicht cremige Konsistenz hat. Nun die Medaillons einzeln in die Flüssigkeit tauchen, dann in Semmelbrösel wenden. Dann in einer beschichteten Pfanne mit etwas Öl von beiden Seiten braten.
— Dazu passen ein Weißkrautsalat (S. 151) und eine süß-saure Sauce, es mundet aber auch klassisch mit Kartoffelsalat und

Senf. Die fertigen Schnitzel schmecken auch tags drauf prima als kalter Imbiss. Falls etwas übrig bleibt, was allerdings eher unwahrscheinlich ist.

Varianten: Man kann natürlich mit der Würzung viel experimentieren. Beispielsweise die Medaillons nach dem Ausdrücken noch marinieren oder statt Gemüsebrühe einen selbst komponierten Sud aus Gewürzen, Gemüsen und Kräutern der eigenen Wahl verwenden.

Die Herstellung der Schnitzel zeigt Peter vom Blog »Die Umsteiger – weg vom Fleisch« in einem lehrreichen und appetitanregenden Video auf YouTube (www.youtube.com/watch?v=DwEF9hDeboo).

Soja-Frikadellen

Die »feinen« Sojaschnetzel eignen sich hervorragend als Hackfleisch-Alternative, nicht nur in der Bolognese oder als Nudelfüllung, sondern auch als klassische Frikadelle bzw. Boulette. Sie schmecken auch aufgewärmt und kalt!

Für 2–3 Personen (6 kleine Frikadellen):
50 g extra feine Sojaschnetzel · 1 kleine Zwiebel · 1–2 TL Petersilie · 2 EL Semmelbrösel · 1 TL Glutenmehl · ¼ l Gemüsebrühe · frisch gemahlener schwarzer Peffer · Paprikapulver · 1 TL Senf · 1 Schuss Sojasauce · 1 Knoblauchzehe · 1–2 TL Pflanzenöl zum Braten

— Die Sojaschnetzel mit der heißen Gemüsebrühe übergießen und 5 Min. ziehen lassen. In ein engmaschiges Sieb abgießen und mit einem Löffel das Wasser herausdrücken.
— Zwiebel fein würfeln und die Petersilie klein hacken, mit den Schnetzeln in eine Schüssel geben. Knoblauchzehe schälen und pressen, zusammen mit den restlichen Zutaten dazugeben. Alles vermischen und kräftig durchkneten.

- Den Teig zu einem großen Klops formen und eine halbe Stunde ziehen lassen, damit das Gluten seine Bindekraft entfaltet.
- Sechs kleine, flache Frikadellen formen und im erhitzten Öl in einer beschichteten Pfanne von beiden Seiten bei mäßiger Hitze ca. 10 Min. braten. Ab und zu wenden, evtl. noch ein wenig platt drücken.
- Im Bratverhalten liegt der größte Unterschied zum Original. Man muss ein wenig mehr Geduld haben und darf nicht »scharf anbraten«, sonst werden sie außen schon zu dunkel, während sie innen noch zu weich sind.

Die ultimative Bolognese

Natürlich kann man Bolognese auch »schnell und faul« zubereiten, das geht mit Soja-Granulat oder feinen Sojaschnetzeln ebenso wie mit Hackfleisch. Der wahre Genuss stellt sich aber erst ein, wenn man ihr die lange Schmorzeit gönnt, die all die verschiedenen Aromen so wunderbar zur Entfaltung bringt. Will man Freunde bekochen und vielleicht Fleischesser verblüffen, wird man mit der aufwändigeren Zubereitung ohne Fertigmischungen die Gäste mit Sicherheit begeistern. Nicht nur, dass keiner merkt, dass die Sauce kein Fleisch enthält: Sie ist auch sehr viel schmackhafter als alles, was die meisten wenig selber kochenden Menschen so als »fixe Bolognese« kennen!

Für 4 Personen:
100 g Sojaschnetzel fein (z. B. Davert/Bioladen) · 1 l Gemüsebrühe (ich nehme Bouillon pastös von Knorr, »Gemüse« oder »Delikatess«) · 80 g Räuchertofu · 1 Zwiebel · ½ rote Paprika · 2 Stangen Sellerie · 2 kleine Möhren · 1 große Knoblauchzehe · Olivenöl · 1 gehäufter EL Tomatenmark · Thymian (5 frische Zweige oder 1 TL gerebelt) · 1 Lorbeerblatt · ½ TL edelsüßes Paprikapulver · frisch gemahlener schwarzer Pfeffer · 1 kleine Dose geschälte Tomaten (400 g) · 200 ml trockener Rotwein · je ½ TL Rosmarin und Oregano (gerebelt) · Zucker · Salz · optional Sojasahne

— Die Sojaschnetzel in einem halben Liter Gemüsebrühe kurz aufkochen und 5 Min. ziehen lassen. Aus den 100 Gramm Trockenmasse werden so 350 Gramm weiche Sojaschnetzel. Diese in ein engmaschiges Sieb abgießen und mit einem Löffel ausdrücken, um möglichst viel Wasser loszuwerden. Räuchertofu klein würfeln. Schnetzel und Tofu beiseitestellen.

— Zwiebel schälen und fein würfeln, Paprika entkernen und klein schneiden, Selleriestangen und Möhren ebenfalls klein schnippeln. Knoblauchzehe schälen und klein hacken. Zwei bis drei Esslöffel Olivenöl in einer beschichteten Pfanne erhitzen und das Gemüse gut 10 Min. anbraten, herausnehmen und auf einem Teller zwischenlagern.

— Wiederum zwei Esslöffel Olivenöl in die Pfanne geben und die Tofuwürfel kurz scharf anbraten, die Schnetzel dazugeben, vermischen und unter gelegentlichem Wenden mitbraten bis alles leicht gebräunt ist (je nach verwendeter Pfanne und noch vorhandenem Wassergehalt in den Schnetzeln kann das 15 bis 20 Min. dauern). Mit einer großen Prise Zucker würzen, Tomatenmark zugeben, vermischen und noch 3 Min. weiter braten.

— Nun das Gemüse, die Thymianzweige und das Lorbeerblatt hinzufügen, alles mit Paprikapulver und Pfeffer würzen. Die geschälten Tomaten aus der Dose mitsamt der Flüssigkeit zugeben, ebenso 100 Milliliter Rotwein. Mit einem Kochlöffel die Tomaten zerdrücken und alles umrühren, Rosmarin und Oregano hinzufügen. Alles so lange schmoren lassen, bis die Flüssigkeit weitgehend verdampft ist, jedoch dabei bleiben und immer mal wieder umrühren, damit nichts ansetzt.

— Nun einen halben Liter Gemüsebrühe und den Rest Wein hinzufügen und auf kleiner Flamme (!) 1,5 bis 2 Stunden schmoren lassen. Ab und zu nachschauen und umrühren. Ist die Sauce zu dick, evtl. noch einen Schuss Wein oder Wasser mit etwas Tomatenmark hinzufügen. Am Schluss das Lorbeerblatt und die Thymianzweige herausnehmen, alles umrühren und mit Pfeffer, Zucker und Salz abschmecken. Ein Schuss (Soja-)Sahne macht die Sauce etwas runder und milder.

Am genialsten schmeckt die Bolognese, wenn man sie kalt werden lässt und vor dem Essen wieder aufwärmt. Dazu passen italienische Nudeln, die Saucen gut aufnehmen – also nicht Spaghetti, sondern z. B. Penne Rigate, Tortelloni oder Farfalle.

Tipp
Doppelt so viel Bolognese auf Vorrat kochen und portionsweise in Gefrierbeuteln abfüllen und einfrieren. So hat man als Single oder Paar schnell ein tolles Abendessen!

Für Pfanne und Grill: Soja-Steaks

Das »Steak« aus Trocken-Soja sollte nie als Konkurrenz und Alternative zu einem Rindersteak verstanden und präsentiert werden: Zwar ist die Konsistenz durchaus fleischähnlich, doch werden Erwartungen, die sich am »medium« oder gar »englisch« gebratenen Steak orientieren, ganz sicher enttäuscht. Das Soja-Steak ist nun mal ein pflanzliches Steak – als solches aber richtig gut!

1 Soja-Big-Steak pro Person sowie
für die Kochbrühe: entweder Gemüsebrühe oder ein Würzsud nach eigenem Geschmack, z. B. aus Wasser mit Sojasauce, Hefeextrakt, Zwiebeln, Knoblauch, Rosenpaprika süß und scharf, Thymian, Pfeffer, Muskat, Koriander.
für die Pfanne: Salz, Pfeffer, Paprikapulver (süß und scharf), mittelscharfer Senf, Pflanzenöl
zum Grillen: die Pfannenzutaten plus Sojasauce, Zwiebeln, Knoblauch sowie weitere Kräuter und Gewürze eigener Wahl – oder eine Grillgewürzmischung.

Vorbereitung: Die Sojasteaks im Würzsud aufkochen und ca. 15 Min. ziehen lassen (man sollte sie mit einer Gabel durchstechen können, dann sind sie weich genug). Aus dem Topf nehmen und das Wasser ausdrücken, z. B. zwischen zwei Küchenbrettern.

Zum Anbraten in der Pfanne auf beiden Seiten kräftig mit Salz, Pfeffer und Paprika würzen, etwas Pflanzenöl »einmassieren« und die Steaks mit Senf bestreichen. Circa 20 Min. ziehen lassen, dann in einer beschichteten Pfanne braten, bis sie auf beiden Seiten gebräunt sind.

Grillvariante: eine Marinade aus Pflanzenöl und den angegebenen Zutaten herstellen, die gekochten Steaks darin einlegen und mehrere Stunden oder bis zum nächsten Tag im Kühlschrank aufbewahren. Ich nehme dafür Gefrierbeutel, denn damit braucht es weniger Marinade, die sich auch gut verteilt. In den Beuteln kann man die Steaks auch gleich zum Grillen mitnehmen.

Dazu passt ein Gewürzketchup. Halbiert kann man die Steaks auch in ein Brötchen klemmen.

Grundrezept Seitan: die Fleischalternative aus Weizengluten

Gluten ist das Klebereiweiß aus Weizen und anderen Getreidearten, das für die Backeigenschaften des Mehls verantwortlich ist. Ohne Gluten im Mehl gäbe es keine Brotlaibe, sondern nur Fladenbrot. Aus Gluten lässt sich aber auch eine schmackhafte Fleischalternative herstellen, genannt »Seitan«.

Im Internet kursieren viele verschiedene, teils sehr komplizierte Anleitungen, doch ist es im Grunde ganz simpel: Man mischt das geschmacklose Glutenpulver mit nach Gusto gewürzter Brühe, knetet daraus einen Teig, schneidet ihn in Scheiben oder grobe Stücke und kocht diese in Würzbrühe gar. Nun hat man das Grundmaterial »Seitan«, das man »wie Fleisch« zu vielerlei klassischen Gerichten wie Gulasch, Schnitzel, Burger, Bolognese weiterverarbeiten kann. Auf dem Weg zum fertigen Gericht gibt es also bis zu fünf Möglichkeiten, Gewürze und andere geschmacksgebende Zutaten hinzuzufügen:

- im Glutenmehl,
- in der beigefügten Flüssigkeit,
- im Kochsud,
- während der Aufbewahrung (Marinade) sowie
- während der endgültigen Zubereitung.

Der Fantasie sind da keine Grenzen gesetzt, man kann auch fertige Würzmischungen (z. B. Gyros, asiatisch, indisch etc.) verwenden und so dem »Vleisch« unterschiedliche, aber dennoch bekannt-beliebte Geschmäcker verpassen. Seitan lässt sich auf unterschiedliche Weise zubereiten. Neben dem Kochen im Topf voller Würzbrühe funktioniert auch das Garen im Kochbeutel mit wenig Brühe oder mit einer Marinade gut. Dämpfen und Backen, Kochen im Einmachglas – jede Variante ergibt eine andere Konsistenz.

Zum Einstieg meine einfache, aber bewährte Methode mit Kochbeuteln:

Seitan ohne Schnickschnack

1 Kaffeepott (ca. 250 g) Weizengluten · 1 Kaffeepott Würzflüssigkeit (bestehend aus ⅘ doppelt konzentrierter Gemüsebrühe und ⅕ dunkler Sojasauce) · 1 Liter Würzflüssigkeit (bestehend aus ⅘ doppelt konzentrierter Gemüsebrühe und ⅕ dunkler Sojasauce)

— Weizengluten, Würzflüssigkeit und Sojasauce in eine Schüssel geben, verrühren und zu einem glatten Teig verkneten. Ein wenig ruhen lassen und dann fladenartig auf ein feuchtes Küchenbrett legen und quer in gut fingerdicke Scheiben schneiden.
— Einen weiteren Liter Würzbrühe zubereiten. Jeweils zwei bis drei Scheiben des Teigs zusammen mit ein bis zwei Schöpfkellen Brühe in einen Gefrierbeutel füllen und fest verschließen (ich verknote die Beutel direkt über der Füllung, sodass der Seitan in der Brühe nicht sehr viel Platz zum Ausdehnen hat). Einen großen Topf Wasser aufsetzen, zum Kochen bringen und die Beutel darin auf kleiner Flamme ca. 50 Min. köcheln lassen.
— Der Seitan im Kochbeutel lässt sich bis zu einer Woche im Kühlschrank aufbewahren oder auch einfrieren, was die Haltbarkeit um viele Monate verlängert. Man kann ihn aber auch zusammen mit dem Kochsud in Twist-off-Gläser füllen und einmachen bzw. vakuumieren, dann hält er ebenfalls sehr lange.

Seitan ohne Kochbeutel

Seitan:

250 g Weizengluten · Kräutersalz · Majoran · frisch gemahlener schwarzer Peffer · edelsüßes und scharfes Paprikapulver · Knoblauchpulver · Koriander · etwas Kurkuma · 10 bis 15 ml Olivenöl · 50 ml Tomatensaft · 200 ml Wasser

Kochsud:

3 l Wasser · 75 ml dunkle Sojasauce · 1 grob geschnittene Zwiebel · 3 geviertelte Knoblauchzehen · mehrere Lorbeerblätter · frisch gemahlener

schwarzer Pfeffer · Kräutersalz · 4 EL Tomatenmark · 1 Hand voll Petersilienblätter · etwas Muskat · 2 EL Waldpilz-Bouillon (oder Gemüsebrühe, instant)

- Weizengluten in eine Schüssel geben und mit allen Zutaten zu einem glatten Teig verkneten. Den Seitanteig ca. 10 Minuten ruhen lassen, dann in Scheiben oder grobe Stücke schneiden.
- Das Wasser mit allen Zutaten zum Kochen bringen und den Seitan darin ca. 50 Min. köcheln lassen. Dann vom Herd nehmen und weiterverarbeiten oder in der Brühe aufbewahren. (Eine frische Scheibe Seitan mit Brötchen und Senf probiere ich immer gleich nach dem Kochen!)

Tipp

Im Seitanteig soll das Volumenverhältnis der trockenen zu den feuchten Zutaten klassischerweise 50 : 50 sein. Nimmt man etwas weniger Flüssigkeit (55 : 45), wird der Seitan etwas fester. Will man eine dunklere Farbe, kann man dem Teig und der Kochbrühe etwas Zuckerkulör zugeben, dann sieht der Seitan fast aus wie gekochtes Rindfleisch.

Pilzpfanne mit Seitan

Pilze unterstützen die Verdauung durch ihren Gehalt an Ballaststoffen und liefern wertvolle Mineralstoffe und Vitamine. Je nach Sorte werden ihnen auch Heilwirkungen nachgesagt, doch esse ich Pilze vor allem, weil sie wunderbar schmecken! Zusammen mit Seitan wird eine Pilzpfanne deutlich gehaltvoller und sättigender, zudem ist sie einfach und schnell zuzubereiten.

Für 2–3 Personen:

1 große Zwiebel · ca. 80 g Räuchertofu · 2–3 EL Pflanzenöl oder Margarine · 200 g Seitan (nach Gundrezept zubereitet oder gekauft) · 300 g

frische Pilze (z. B. braune Champignons) · Salz · frisch gemahlener
schwarzer Pfeffer · frische Petersilie

— Zwiebel und Tofu klein würfeln. Öl in der Pfanne erhitzen, den
  Seitan in etwas gröbere Stücke schneiden und zusammen mit
  dem Tofu scharf anbraten.
— Die Pilze putzen und in Scheiben oder Hälften schneiden. Die
  Pilze und die Zwiebeln dazugeben. Alles vermischen und bei
  geringerer Hitze weiterbraten, bis die austretende Flüssigkeit
  verdampft ist. Zuletzt die Petersilie hacken und hinzufügen. Alles mit Salz und Pfeffer würzen.

Soßige Variante:
Am Ende mit ca. 100 ml Sojasahne ablöschen, noch mal alles durchmischen und mit Kräutersalz oder Sojasauce abschmecken.

Dazu passt
ein grüner Salat und frisches Baguette.

Pflanzliche Paprika-Wurst im Sturzglas

Dass man aus Seitan vielerlei Wurst herstellen kann, sieht man am
wachsenden Angebot in den Regalen der Bioläden. Allerdings zahlt
man dort für wenig Aufschnitt hohe Preise, und nicht immer trifft
das Produkt den eigenen Geschmack. Wie gut, dass man das auch
selber machen kann! Ich habe mir dafür Sturzgläser (440 ml) gekauft, in denen die Wurst auch länger aufbewahrt werden kann.

Für 3 Gläser à 440 ml
Zutaten, die vorgebraten werden:
1,5 mittelgroße Zwiebeln · 2 Knoblauchzehen · 3–4 Shiitake-Pilze (oder
Champignons) · ¼ rote Paprikaschote · 80 g Räuchertofu · 2 EL Olivenöl ·
½ TL Kümmel · 1 knapper TL Salz · ½ TL frisch gemahlener schwarzer

Peffer · 1 TL Majoran · 2 EL Balsamico-Essig · 2 EL Agavendicksaft (oder Zucker)

Flüssige Zutaten:

200 ml Wasser · 70 ml Sojasauce (Tamari) · 70 ml Olivenöl · 100 g Tomatenmark · 1 gehäufter TL Oregano · 1 TL Kümmel · 1 TL Salz · 2 TL edelsüßes Paprikapulver · 1 TL Chilisauce · 2 TL Liquid Smoke · sowie 400 g Glutenmehl

- Zwiebeln, Knoblauch, Pilze, Paprika und Tofu sehr klein schneiden (evtl. mit dem Wiegemesser nacharbeiten). In einer Pfanne das Öl erhitzen und alles scharf anbraten. Kümmel, Salz und Pfeffer sowie Majoran dazugeben. Anschließend das Ganze mit Balsamico und Agavendicksaft ablöschen und reduzieren, bis die meiste Flüssigkeit verdampft ist.

- Die Pfanne vom Herd nehmen. Als Nächstes **die flüssigen Zutaten** in einer Schüssel mischen und mit dem Schneebesen verquirlen. Dann den Pfanneninhalt und das Glutenmehl dazugeben. Mit dem Kochlöffel verrühren, dann mit den Händen den entstehenden Seitan-Wurstteig kräftig durchkneten, um alle Zutaten gut zu verteilen.

- Nun portionsweise in die gespülten Gläser füllen, die Masse dabei mit einem Löffel oder Stößel gut nach unten drücken, damit keine großen Luftblasen entstehen. Deckel zuschrauben. Wasser in einem großen Topf zum Kochen bringen und die Gläser darin ca. eineinhalb Stunden köcheln lassen. Dann herausnehmen und abkühlen lassen. Am besten erst nach einer Nacht im Kühlschrank ein Glas stürzen!

Dieses Rezept ist eine leicht abgewandelte Version der »Seitan-Wurst mit Paprika« von Claudia Götz (www.gundja.de), die selbst umfangreich experimentiert hat, bevor sie ihr »Wurstrezept, das stets gelingt« ins Netz stellen konnte.

Leberwurst

Vegetarische Brotaufstriche gibt es in ganz verschiedenen Varianten, doch vermisste ich eine herzhafte Hausmacher-Leberwurst, wie ich sie immer gerne gegessen hatte. Der erste Versuch mit dem folgenden Rezept war so erfolgreich, dass Unkundige den pflanzlichen Charakter der »Leberwurst« nicht mal bemerkten. Gegenüber dem Original ist sie noch dazu preiswerter, gesünder und weniger fett – und das bei vollem Leberwurstgeschmack!

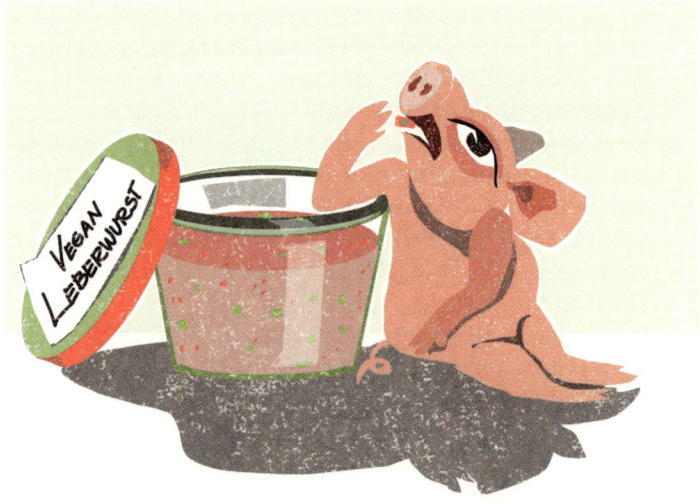

Für 1 Schraubglas

1 kleine Zwiebel · Olivenöl · 2 TL Majoran, gerebelt · 1 Dose Kidneybohnen (255 g Abtropfgewicht) · 200 g Räuchertofu · 2 TL Petersilie · frisch gemahlener schwarzer Pfeffer · Salz

— Die Zwiebel abziehen, sehr klein würfeln und im Öl in der Pfanne glasig dünsten. Schnell den Majoran zugeben und ein wenig mit-

dünsten. Die Zwiebeln nicht braun werden lassen! Dann die abgetropften Bohnen zugeben, pfeffern und zurückhaltend salzen.
— Die Pfanne vom Herd nehmen und den Inhalt in einen hohen Mixbecher füllen. Den Tofu grob würfeln und zugeben. Alles mit einem Stabmixer durchmixen und am Schluss die gehackte Petersilie untermischen. Nun die Masse probieren, evtl. einen Löffel Öl zugeben und nachsalzen.

Variante:
Durch Zugabe weiterer Gewürze (Thymian, Oregano) kann man die »Leberwurst« nach eigenem Geschmack variieren, doch schmeckt schon dieses Grundrezept ungemein authentisch.

In ein sauberes Schraubglas abgefüllt, sollte sich die »Leberwurst« im Kühlschrank locker eine gute Woche halten. Dazu ist es bei mir aber nie gekommen, so gut hat sie geschmeckt.

Tomaten-Möhren-Aufstrich

Ein einfacher, schnell gemachter Brotaufstrich, der auch als pikanter Dip zu gebackenen Kartoffelspalten passt.

Für ein großes Schraubglas (ca. 440 ml)
2–3 mittelgroße Möhren · 1 mittelgroße Zwiebel · 200 g Tomatenmark · 125 g Margarine (Zimmertemperatur) · frisch gemahlener schwarzer Pfeffer · Kräutersalz · optional: Kräuter der Provence

— Möhren putzen und sehr fein raffeln. Zwiebeln abziehen und sehr klein schneiden. In einer Schüssel die Margarine mit dem Handrührer oder Schneebesen schaumig schlagen, dann Möhren, Zwiebeln und Tomatenmark sowie die Gewürze und Kräuter hinzufügen. Alles nochmal gut durchmischen. In ein großes oder zwei kleine Schraubgläser füllen und kühl aufbewahren.

Das Rezept bekam ich von Claudia Wagner, die ich als Teilnehmerin bei »veganen Schnupperwochen« in Berlin kennen lernte.

Mayonnaise ohne Milch und Ei – besser als gekauft

Dass es möglich ist, eine Mayonnaise ganz ohne Ei herzustellen, die noch dazu einfacher zuzubereiten ist und besser schmeckt als jede gekaufte, hat mich wirklich verblüfft! Und so geht's:

Für 1 Schraubglas (440 ml):
100 ml Sojadrink natur (eine ungesüßte Sorte, das sind meist die preiswertesten) · 300 ml Sonnenblumenöl · ½ TL Senf · ½ TL Salz (oder Kräutersalz) · 1 TL Zucker · 1 TL Essig · 1 Prise scharfes Paprikapulver · frisch gemahlener schwarzer Pfeffer · ½ TL Kurkuma (optional)

— Zuerst die Sojamilch in einen schlanken Mixbecher geben. Dann das Öl hinzufügen – alles auf einmal, nicht »vorsichtig tröpfelnd« wie bei der klassischen Variante mit Ei! Mit dem Stabmixer einige Sekunden durchmixen, bis die typische Mayo-Konsistenz erreicht ist.

— Senf, Essig, Zucker und die Gewürze hinzugeben. Kurkuma gibt eine etwas gelbliche Farbe, trägt aber auch zum runden Geschmack bei. Nochmal durchmixen, in ein Schraubglas abfüllen und im Kühlschrank aufbewahren.

Variante:
Fügt man Kräuter (Dill, Schnittlauch etc.) hinzu, wird aus der Mayonnaise eine Remoulade. Mit Knoblauchpulver bekommt man Aioli. Alle Varianten sind geschmacklich weit besser als alles, was man kaufen kann, da keinerlei Zusatz- und Konservierungsstoffe enthalten sind. Ich nutze diese Mayonnaise auch im Salat und auf Brot als Unterlage für frische Sprossen.

Wie Rührei mit Speck

Kann es Rührei ohne Ei geben? Ja, das geht. Ich lernte dieses erstaunliche Rezept während eines Koch-Workshops mit dem Vegan-Koch Björn Moschinski kennen und staunte nicht schlecht! Wer es nicht weiß, würde nicht bemerken, dass das Ei fehlt. Das Gericht erfordert keine großen Kochkünste, doch benötigt man gleich drei Sorten Tofu. Also eher nichts für mein »Alltagsprogramm«, aber sehr geeignet, um ab und an Normalköstler zu verblüffen.

Für 1–2 Personen:
ca. 200 g Tofu natur · 90 g Räuchertofu · 200 g Seidentofu · 1 Zwiebel · Olivenöl · frisch gemahlener schwarzer Pfeffer · Salz · 1–2 TL Kurkuma · 1 Schuss Sojasauce (Tamari) · 1 Tomate · Schnittlauch oder Petersilie

- Tofu in einer Schüssel mit der Gabel zerdrücken und den Räuchertofu in kleine Würfel oder Streifen schneiden. Die Zwiebel abziehen und würfeln.
- Eine beschichtete Pfanne mit dem Olivenöl gut heiß werden lassen, den Räuchertofu hineingeben, anbraten und mit einem Schuss Sojasauce würzen. Die Zwiebeln dazugeben und mitbraten. Zerdrückten Tofu zugeben, kräftig mit Pfeffer, Salz und Kurkuma (für die gelbe Farbe) würzen.
- Am Schluss den feuchten Seidentofu zugeben und alles nochmal vermischen. Die Tomate würfeln. Rührei mit den Tomaten zusammen anrichten und mit gehackter Petersilie oder Schnittlauchröllchen bestreuen.

Wer dieses »Rührei« öfter zubereitet, kann sich als i-Tüpfelchen noch Kala Namak Salz (z. B. von Vegan-Wonderland) besorgen und es anstelle von normalem Salz verwenden. Das schmeckt schon ganz alleine nach Ei, man muss allerdings ein wenig mehr davon nehmen.

Spätzle ohne Ei

Als gebürtige Schwäbin musste ich unbedingt ausprobieren, ob die klassischen »Spätzle« auch ohne Ei machbar sind. Zwar gibt es solche Spätzle bei Spezialanbietern zu kaufen (z. B. ASAL), jedoch schmecken die selber vom Brett geschabten einfach viel besser. Ich habe es in drei Versionen ausprobiert, und alle sind gelungen. Und so geht's:

Für jeweils 2 Personen (als Hauptgericht):
Variante 1:
200 g Mehl · 1 knapper TL Salz · 100 ml Wasser

— Mehl in eine Schüssel geben und mit dem Salz vermischen. Das Wasser dazugeben und zu einem glatten, zähen Teig verrühren. Der Teig muss »vom Kochlöffel reißen« – wenn er zu flüssig ist, noch etwas Mehl zugeben, im anderen Fall noch etwas Wasser. Rühren bis sich alle Mehlklümpchen aufgelöst haben.

— Einen großen Topf mit leicht gesalzenem Wasser zum Kochen bringen. Etwa ¼ der Teigmasse auf ein großes, nasses Küchenbrett geben, sodass ein länglicher Fladen entsteht, der auf einer Seite bis zum schmalen Rand reicht. Wenn das Wasser kocht, Flamme klein drehen und mit einem Spätzleschaber oder einem breiten Messer knapp fingerdicke Teigteile ins köchelnde Wasser schaben.

Sobald die Spätzle oben schwimmen, sind sie fertig. Mit einem Schaumlöffel herausnehmen und in einem Sieb abtropfen lassen. Auf dieselbe Art auch den Rest des Teiges zu Spätzle verarbeiten. Evtl. einen Schuss Öl oder Margarine auf die Spätzle geben und vorsichtig umrühren – dann pappen sie nicht zusammen. Entweder gleich servieren (klassisch: mit Linsen) oder etwas abtrocknen lassen und später leicht anbraten.

Variante 2:

Pro 100 g Mehl einen Esslöffel Hartweizengrieß dazugeben. Das macht die Spätzle ein wenig bissfester, es ist aus meiner Erfahrung aber kaum zu bemerken.

Variante 3:

Pro 100 g Mehl einen Teelöffel »NoEgg« hinzufügen (aus dem Reformhaus, Bioladen oder Veganversand). Der Teig ist damit etwas fester gebunden und leichter zu verarbeiten, fühlt sich an wie mit Ei. Geschmacklich macht es aber keinen Unterschied.

Schwäbische Linsen mit Räuchertofu

Zu Spätzle, ob nun selbst gemacht oder gekauft, gehören natürlich die klassischen schwäbischen Linsen – hier mit Räuchertofu und Veggie-Würstchen.

Für 4 Personen:

250 g getrocknete Linsen (braun oder grün) · 1 große Zwiebel · 1 Möhre · 2 EL Margarine · 2 EL Mehl · ca. ¼ bis ½ l Gemüsebrühe · Zucker · Rotweinessig · 2 Lorbeerblätter · 1 TL Senf · Salz · frisch gemahlener schwarzer Pfeffer · 4 vegetarische »Wiener«

- Die Linsen nach Packungsanweisung in Wasser ungesalzen vorgaren und in ein Sieb abgießen. (Ich bevorzuge Linsen, die nicht erst über Nacht eingeweicht werden müssen, z.B. Teller- oder Alb-Linsen).
- Die Zwiebel abziehen. Zwiebel und Möhre sehr klein schneiden und in einem großen Topf oder einer Pfanne mit hohem Rand in der Margarine anschwitzen. Das Mehl einrühren und unter weiterem Rühren leicht bräunen lassen.
- Nach und nach die Gemüsebrühe hinzufügen. Währenddessen kräftig rühren, damit die Mehlschwitze keine Klümpchen bil-

139

det. Eine große Prise Zucker und einen guten Schuss Essig, die Linsen und die beiden Lorbeerblätter zugeben. Umrühren, die Würstchen hinzufügen und noch 10 bis 20 Min. köcheln lassen.
— Zum Schluss mit Pfeffer, Salz, Senf und evtl. Essig abschmecken.

Variante:
Wer die Linsen »rauchiger« mag, brät mit dem Gemüse 100 g klein gewürfelten Räuchertofu an.

Tofu-Pilz-Nudeln

Dieses einfache Gericht hat bei mir die »Schinkennudeln« abgelöst, die mir früher als häufiges, schnelles Alltagsessen dienten.

Für 2 Personen:
250 g Nudeln ohne Ei (z. B. Penne rigate, Tortelloni, Farfalle …) ·
1 Zwiebel · 100 g Räuchertofu · 250–300 g frische Champignons ·
3–4 EL Olivenöl · Petersilie · frisch gemahlener schwarzer Pfeffer · Salz

— Die Nudeln in Salzwasser al dente kochen. Zwiebel abziehen und würfeln. Petersilie klein schneiden, den Tofu fein würfeln. Champignons falls nötig von Erdresten befreien und in Scheiben schneiden. Pilze niemals waschen, da sie dann Wasser ziehen und Geschmack verlieren.
— In einer Pfanne das Öl erhitzen und zunächst den Tofu scharf anbraten, dann Zwiebeln und Champignons zugeben und alles auf kleiner Flamme schmoren lassen, ab und zu umrühren. Sobald die Champignons gar und ebenfalls leicht gebräunt sind, den Pfanneninhalt herausnehmen und beiseitestellen.
— Nudeln abgießen, gut abtropfen lassen und in der Pfanne anbraten. Zum Schluss das Tofu-Pilz-Zwiebel-Gemisch unterheben sowie die gehackte Petersilie hinzufügen. Mit Pfeffer und Salz würzen, noch ein paarmal wenden und auf Teller verteilen.

140

Dazu passt
ein grüner Salat.

Soßige Variante:
Tofu, Pilze und Zwiebeln in der Pfanne belassen und mit ¼ Liter Gemüsebrühe ablöschen. Bei Bedarf etwas Sojasahne hinzufügen.

Süße Pfannkuchen, ei- und milchfrei

Da ich mich für die Lust auf Süßes allermeist auf Obst beschränke, ist dies das einzige »süße« Rezept in diesem Buch. Wer normale Pfannkuchen zubereiten kann, wird auch mit der Version ohne Ei und Kuhmilch kein Problem haben, denn das Gelingen liegt nicht am Ei, sondern an der richtigen Routine beim Wenden – zur Not muss man halt ein bisschen üben!

Für 2 Personen:
120 g Weißmehl · 1 ½ Teelöffel Backpulver · 1 Prise Salz (2 g bzw. ganz wenig) · 1 EL Zucker · 120 ml Sojadrink natur · 2 EL Pflanzenöl · 1 EL Zitronensaft oder Apfelessig · optional: etwas Kurkuma oder Safran (für die Farbe)

- Alle trockenen Zutaten in einer Schüssel mischen, dann erst die Sojamilch, das Öl und den Zitronensaft hinzugeben und alles gut verquirlen, sodass ein glatter Pfannkuchenteig entsteht.
- Etwas Öl in einer beschichteten Pfanne erhitzen und eine knappe Schöpfkelle voll Teig eingießen. Die Pfanne schräg halten und den Teig so gleichmäßig auf dem Pfannenboden verteilen.
- Die Hitze reduzieren und nach ca. 3 Min. den Rand des Pfannkuchens anheben und schauen, ob er schon leicht gebräunt ist. Der Pfannkuchen muss sich vom Boden gelöst haben, bevor man ihn mit dem Pfannenwender wendet. Künstler werfen ihn in die Luft, aber das braucht es nicht!

141

— Noch kurz weiter braten, herausnehmen und z.B. auf einem Teller in der schwach geheizten Backröhre warm stellen.

Dazu passt
Apfelmus, Zucker und Zimt, Marmelade oder Ahornsirup.

Tipp
Sollte der Pfannkuchen reißen und das Wenden misslingen, einfach den Pfanneninhalt, sobald er fest genug ist, in Teile teilen, fertig braten und mit Puderzucker überstäubt als »Kaiserschmarrn« servieren.

Statt Käse: Hefeschmelz zum Überbacken

»Hefeschmelz« – das seltsame Wort begegnete mir während meiner Erforschungen des vegetarisch-veganen Web-Universums an jeder Ecke. Überall dort, wo normalerweise ein Gericht mit Käse überbacken wird, hat diese Variante einer klassischen Béchamel-Sauce ihren großen Auftritt. Mir stellte sich die Frage: Warum nicht einfach einen fertigen »pflanzlichen Käse« nehmen? Leider sind diese teuer, nicht alle geeignet und nicht überall zu haben, wogegen Hefeschmelz einfach und günstig ist – und geschmacklich kann er erstaunlich gut mithalten!

Für 1 Auflauf für 4 Personen bzw. 1 Blech Pizza:
4 EL Margarine (z.B. Alsan) · 6 TL Mehl · 300 ml Gemüsebrühe ·
2 TL Senf · 8 EL Edelhefeflocken (Bioladen, Reformhaus)

— Die Margarine in einem Topf schmelzen, das Mehl hinzufügen und mit dem Fett verrühren, bis es Blasen wirft. Dann die Hälfte der Brühe zugeben und verrühren. Kurz aufkochen lassen, den Senf und die Hefeflocken hinzufügen.

- Zum Schluss mit der anderen Hälfte der Brühe aufgießen, alles nochmal gut durchrühren. Nach Geschmack nachsalzen, sofern die Gemüsebrühe nicht schon genug Salz mitbringt.

Variante:
Schnittlauch, Pfeffer aus der Mühle und eine frisch gepresste Knoblauchzehe hinzufügen. Mit etwas mehr Flüssigkeit entsteht eine Sauce, die auch gut als Käsesaucen-Alternative auf Nudeln funktioniert.

Schneller Imbiss: gebratene Sellerie & Süßkartoffel-Scheiben

Weder Sellerie noch Süßkartoffeln kamen früher auf meinem Speisezettel vor. Erst durch die Suche nach dem schnellen pflanzlichen Imbiss, die ich in meinem Veggie-Blog öffentlich anzettelte, kam ich auf dieses schlichte Rezept. Vorteil: Sowohl Sellerieknollen als auch Süßkartoffeln halten sich lange, man kann sie also immer vorrätig haben.

Für 1 Person:
½ Sellerieknolle · ½ Süßkartoffel · Pflanzenöl · Kräutersalz · frisch gemahlener schwarzer Pfeffer

- Knollensellerie und die Süßkartoffel waschen und in ca. 3 bis 5 Millimeter dünne Scheiben schneiden, in Öl auf kleiner Flamme in der Pfanne goldbraun braten. Zum Schluss salzen, pfeffern – fertig!

Mir schmecken die gebratenen Gemüsescheiben einfach so, doch passt dazu auch gut ein Dip aus Sojajoghurt mit Zwiebeln, Schnittlauch und evtl. einer gepressten Knoblauchzehe. Kräftig mit Pfeffer und Salz abschmecken.

143

Kichererbsen-Zucchini-Puffer

Um mehr eiweißreiche Hülsenfrüchte in den eigenen Speiseplan einzubauen, empfiehlt es sich, auch mal der Kichererbse eine Chance zu geben. Die gehaltvolle gelbe Erbse enthält etwa 20 Prozent Eiweiß, 40 Prozent Kohlenhydrate und 12 Prozent der so wichtigen Ballaststoffe, dazu viel Lysin, Vitamin B_1, B_6 und Folsäure sowie die Mineralstoffe Magnesium, Eisen und Zink.

Als ich die der traditionellen deutschen Küche fremde Kichererbsen endlich für mich entdeckte, war ich erstaunt, wie gut sie schon einfach so aus der Dose schmecken. Da ansonsten nur Zucchini im Haus waren, lag die Idee für einen Bratling aus beidem nahe. Und so geht's:

Für 2 Personen:

2 kleine Zucchini (250 g) · 1 kleine Zwiebel · 1 Dose Kichererbsen, abgetropft (265 g) · 4 EL Semmelbrösel · 3 EL Rapsöl · 2 EL Tomatenmark · 1 TL Senf, mittelscharf · 1 EL tiefgekühlte Petersilie · 1 TL Kräutersalz · 1 TL Thymian, gerebelt · 1 Prise Muskat · frisch gemahlener schwarzer Pfeffer · Pflanzenöl

- Die Zucchini waschen und fein reiben. Raspel ausdrücken, die Zwiebel abziehen und klein schneiden. Kichererbsen mit der Gabel zerdrücken, dann alle Zutaten in einer Schüssel gut vermischen.
- Bratlinge formen, lieber klein als groß und dick. Die Konsistenz sollte so sein, dass ein geformter Bratling an der Handfläche kleben bleibt, ohne beim Abnehmen sein Form zu verlieren. Ist der Teig zu matschig, noch mehr Semmelbrösel (falls vorhanden auch Kichererbsenmehl) zugeben.
- In einer Pfanne mit erhitztem Pflanzenöl bei starker Hitze auf beiden Seiten anbraten und dann auf kleiner Flamme durchbraten. Mit der Gabel platt drücken, dann geht's schneller.

Dazu passt

ein grüner oder bunter Sommersalat. Die Puffer selbst kann man noch mit einem Topping aus gerösteten Zwiebelringen ergänzen, die dem Gericht den letzten Pfiff geben. Übrig gebliebene Puffer munden wunderbar als kalter Imbiss.

Gigantes plaki – griechische Bohnen in Tomatensauce

Wer Fleisch abwählt, muss mehr Hülsenfrüchte essen. Auf der Suche nach schmackhaften Rezepten erinnerte ich mich an diese griechische Spezialität, die in den Feinkostläden erstaunlich teuer verkauft wird. Dabei ist Selbermachen gar nicht schwer!

Für 4–5 Personen:

500 g getrocknete weiße Riesenbohnen (Gigantes) · 3 Lorbeerblätter · 2 rote Zwiebeln · 3–4 Knoblauchzehen · 2 Stangen Sellerie · 2 kleine Möhren · 4 EL Olivenöl · 1 Packung stückige Tomate (500 g) · Salz · frisch gemahlener schwarzer Pfeffer · 1 Prise Zucker · 1 EL Oregano, gerebelt · 1 TL Thymian, gerebelt · ⅛ l Gemüsebrühe

- Die Bohnen über Nacht in kaltem Wasser einweichen. Bohnen in ein Sieb abgießen, mit den Lorbeerblättern in einen Topf geben und so viel Wasser einfüllen, dass die Bohnen gut bedeckt sind.
- 10 Min. aufkochen und den Schaum abschöpfen, dann bei kleiner Hitze ca. 40 bis 50 Min. ohne Salz gar kochen (je nach Bohnenart dauert das evtl. unterschiedlich lange). Sie sollen noch »al dente« sein und keineswegs zerfallen!
- Zwiebeln und Knoblauch abziehen, Selleriestangen und Möhren putzen und alles sehr klein würfeln. Dann das Öl in einem Topf erhitzen, Gemüse darin anschwitzen und nach ca. 5 Min. mit den Tomaten ablöschen. Mit Salz, Pfeffer und der Prise Zucker würzen, dann weitere 10 Min. köcheln lassen. Falls gewünscht,

145

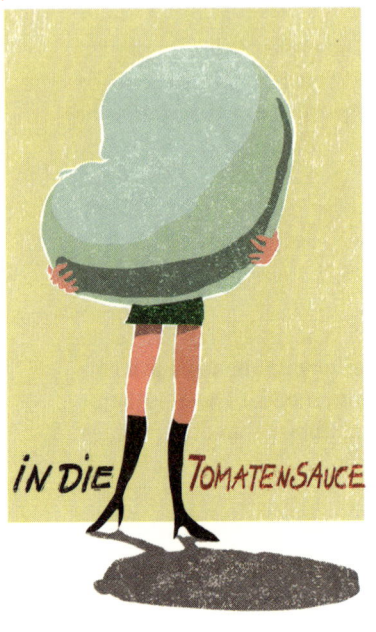

die Sauce mit dem Stabmixer pürieren.

- Die Sauce zusammen mit den abgegossenen Bohnen in eine Auflaufform geben, Oregano und Thymian hinzufügen und nochmal mit Salz und Pfeffer würzen. 1 gute Stunde im vorgeheizten Backofen bei mittlerer Hitze backen, zwischendurch die Gemüsebrühe hinzufügen.
- Die Bohnen sollten am Ende fast alle Flüssigkeit aufgenommen haben. Nach Ende der Backzeit aus dem Ofen nehmen und nach Bedarf nochmal abschmecken.

Dazu passt
Baguette und ein griechischer Salat.

Polentaschnitten: herzhaft, sättigend, schnell

Statt komplizierter Bratlinge und Burger hat sich für mich die »5-Min.-Polenta« als ein schnell zuzubereitendes Alltagsgericht herausgestellt. Polenta ist Maisgrieß, der in der normalen Version ca. 35 Min. braucht, um gar zu werden und die richtige Konsistenz zu bekommen. Man muss dabei stehen und rühren, damit nichts ansetzt oder gar anbrennt. Eine elend lange Zeit, die es bei der genialen »5-Min.-Polenta« (z. B. Bohlsener Mühle/Bioladen) nicht mehr braucht.
Polentaschnitten kann man »auf Vorrat« backen und als Beilage zu fast allem nutzen.

Für ca. 4 bis 6 Personen:

600 ml schwach gewürzte Gemüsebrühe · 200 g Polenta · Pflanzenöl

- Die Gemüsebrühe zum Kochen bringen, die Polenta einrühren, anschließend 1 Min. rühren und dann 5 Min. ausquellen lassen.
- Den nach dem Quellen sehr dickflüssigen Maisbrei auf ein Blech oder in eine große Porzellanschale geben, glatt streichen bzw. gleichmäßig verteilen, erkalten lassen – fertig!
- Jeweils Schnitten in gewünschter Größe abschneiden und in Pflanzenöl anbraten.

Polentaschnitten machen satt und passen zu fast allem: zu grünem oder buntem Salat und zur Gemüsepfanne ebenso wie zu Soja- oder Seitan-Gulasch. Polenta hält sich im Kühlschrank bis zu einer Woche.

Variante:

Wer mag, gibt für die attraktivere Optik vor dem Einrühren der Polenta noch ein wenig gehackte Petersilie dazu.

Gebrannte Grießsuppe – Trost von innen

Heute experimentieren Vegetarier gern mit Pseudo-Getreiden wie Quinoa, Buchweizen oder Amaranth. Einfacher Weizengrieß vom Getreide, das hierzulande wächst und z. B. in der schwäbischen Alltagsküche seinen festen Platz hatte, ist dagegen weitgehend in Vergessenheit geraten. Zu Unrecht, denn er enthält viel Eiweiß und förderliche Ballaststoffe, dazu B-Vitamine, Folsäure, Vitamin E und K sowie Mineralstoffe, Spurenelementen und Aminosäuren. Das aber war es nicht, was mich zum Grießsuppen-Fan machte, sondern der herzhafte und irgendwie Magen- und seelentröstende Geschmack! Die Suppe ist einfach zuzubereiten – eine schnelle Lösung für den Appetit auf Herzhaftes.

Für 2 Personen:

15 g Margarine (z.B. Alsan) · 30 g Hartweizengrieß · ½ l Gemüsebrühe (z.B. Knorr Bouillon pur) · 1 Prise Muskat · gehackte Petersilie und/oder Schnittlauch · optional: Sojasahne

— Die Margarine im Topf schmelzen, den Grieß hinzugeben, verrühren und so lange weiter rühren, bis der Grieß richtig Farbe angenommen hat. Dann mit der Gemüsebrühe aufgießen und 10 Min. köcheln lassen, gelegentlich umrühren.
— Die Suppe mit Muskat abschmecken. Petersilie zupfen und hacken. Schnittlauch in Röllchen schneiden. Die Suppe auf Teller verteilen, die Kräuter darüberstreuen und evtl. mit ein paar Tropfen Sojasahne verzieren (kann man auch bleiben lassen).

Man kann die Suppe natürlich noch weiter aufpeppen, z.B. gebratene Räuchertofuwürfelchen dazugeben oder ein Topping aus gerösteten Zwiebelringen. Mir schmeckt sie allerdings genau in dieser Einfachheit – und man wird richtig satt!

Brotsuppe: nie wieder Brot wegwerfen!

Auch die einst verbreitete Brotsuppe ist in der heutigen, Tierprodukt- und edelgemüselastigen Küche kaum mehr bekannt. Ich entdeckte das schlichte Rezept in einem Forum, probierte es mit kleinen Veränderungen aus und war sehr angetan! Nun muss ich altes Brot nicht mehr wegwerfen.

Für 2 Personen

4 Scheiben dunkles Brot, gerne Vollkornbrot · 1 kleine Karotte · ¼ Lauchstange · 1 Stange Sellerie · 1 kleine Zwiebel · Pflanzenöl · ½ l Gemüsebrühe · ca. 100 ml Sojadrink, natur · Petersilie nach Geschmack · 1 TL Kurkuma (für die Farbe, alternativ Safran) · Kräutersalz · frisch gemahlener schwarzer Pfeffer · Muskat · Sojasahne

- Das Brot in Stücke schneiden und in einer Schüssel knapp mit Wasser bedeckt einweichen. Das Gemüse waschen und klein schneiden. Die Zwiebel abziehen und würfeln. Alles in etwas Öl in einem Topf anschwitzen.
- Die Brühe aufgießen und das eingeweichte Brot mit der Flüssigkeit zugeben. Binnen 10 Min. alles weich kochen, dann mit dem Stabmixer im Topf pürieren und die Sojamilch dazugeben. Ist die Suppe noch zu dick und »glibberig« (das variiert je nach Brotsorte), etwas Wasser oder mehr Sojamilch hinzufügen.
- Petersilie zupfen und hacken. Petersilie und Kurkuma einrühren. Vor dem Servieren mit Salz, Pfeffer, Muskat und evtl. noch etwas Instant-Gemüsebrühe abschmecken. Auf die Teller verteilen und mit einem Klacks Sojasahne verzieren.

Variante:
Statt des Gemüses geht natürlich auch eine Packung tiefgekühltes Suppengrün. Und anstatt der Sahne machen sich auch ein paar Tropfen Balsamico-Essig gut – oder beides!

Kartoffelcremesuppe mit Rosenkohl

Rosenkohl ist ein tolles Wintergemüse. Er enthält viele Mineralstoffe wie Kalium, Kalzium und Magnesium sowie Vitamin C. Die Suppe aus Kartoffeln, Lauch und Rosenkohl basiert auf einer einfachen Mehlschwitze und kann gut portionsweise eingefroren werden.

Für 4 Personen:
750 g Kartoffeln · 2 Stangen Lauch · 60 g Margarine · Salz · 40 g Mehl · 1 Knoblauchzehe · 1 ½ l Gemüsebrühe · Muskat · 750 g Rosenkohl · frisch gemahlener schwarzer Pfeffer

- Den Lauch der Länge nach halbieren, gründlich waschen und den weißen Teil in Ringe schneiden. Die Kartoffeln schälen

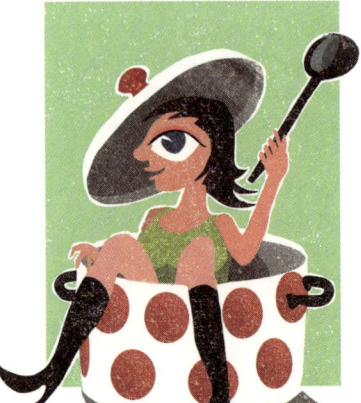

und klein schneiden. Lauch zusammen mit den Kartoffeln in 30 Gramm Margarine mit einer Prise Salz und der gepressten Knoblauchzehe andünsten. Dann die Gemüsebrühe zugeben, mit Muskat würzen und kochen lassen, bis die Kartoffeln weich sind.

— Den Rosenkohl putzen. Kartoffeln und Lauch mit einem Schaumlöffel aus der Suppe nehmen. Rosenkohl in die Brühe geben und nach 5 Min. wieder herausnehmen.

— Für die Mehlschwitze 30 Gramm Margarine in einem Topf erhitzen, das Mehl unter ständigem Rühren hinzugeben und hellgelb werden lassen. Dann nach und nach unter Rühren mit der Brühe ablöschen. (Nicht alles auf einmal zugeben, immer wieder die Masse im Topf glatt rühren und erst dann weitere Flüssigkeit zugeben, sonst entstehen Klumpen!)

— Kartoffeln und den Lauch dazugeben und alles kurz aufkochen, dann mit einem Stabmixer pürieren. Den grünen Teil der Lauchstange in feine Streifen schneiden. Rosenkohl und Lauch in die Suppe geben und in der Nachwärme 5–10 Min. nachgaren lassen. Die Suppe mit Salz, Pfeffer und Muskat abschmecken, nach Geschmack mit einem Spritzer Zitrone oder etwas saurer Sahne abrunden. Oder etwas lieblicher mit gehobelten Mandeln bestreuen.

Kürbissuppe – Star der kühlen Jahreszeit

Da die meisten Kürbissorten einerseits ein eher mildes Eigenaroma haben, andererseits das Fruchtfleisch eine schöne Farbe besitzt, eignen sie sich ideal als Basis für feine Suppengerichte. Kürbis enthält wichtige Nährstoffe wie Beta-Karotin, Vitamin A, Magnesium, Kalzium und Kalium – und mit 27 Kalorien auf 100 Gramm ist das Fruchtfleisch zudem sehr kalorienarm. Die Petersilie steuert viel Vitamin C bei, womit diese Suppe zu einer idealen Mahlzeit für die kalte Jahreszeit wird.

Für 4 Personen:
2 Zwiebeln · 3 Möhren · Olivenöl · 1 mittelgroßer Kürbis (z. B. Hokkaido) · 2 Knoblauchzehen · 1 TL Paprikamark · Salz · Zucker · Muskat · 1 l Gemüsebrühe · ½ Bund Petersilie · 50–100 ml Sojasahne

— Die Zwiebeln abziehen. Möhren entweder abbürsten oder schälen. Zwiebeln und Möhren grob hacken und im Öl andünsten. Kürbis halbieren, das weiche Innere und die Kerne entfernen und das Kürbisfruchtfleisch grob gewürfelt dazugeben (bei Hokkaido-Kürbissen darf die Schale auch bleiben).

— Knoblauch abziehen und klein schneiden. Knoblauch, Paprikamark, Salz, Zucker und Muskat hinzugeben und weitere 5 Min. andünsten. Wenn der Kürbis gar ist, mit der Gemüsebrühe ablöschen, dann weiter einköcheln lassen.

— Den Topf vom Herd nehmen und den Inhalt pürieren. Petersilie zupfen, waschen und ebenfalls in der Suppe pürieren, bis die Petersilie die gewünschte gleichmäßige Feinheit hat. (Petersilie mit dem Stabmixer untermixen klappt sehr gut und spart Schnippelarbeit!).

— Zum Schluss 50–100 Milliliter Sahne (je nachdem, ob Sie Kalorien sparen möchten oder nicht) unterrühren.

Weißkrautsalat – supergesund!

Dieser schnelle Salat passt sehr gut zu den »Wiener Schnitzeln« aus Soja-Medaillons. Mit ihm fällt es mir leicht, mehr Kohl in meinen Speiseplan einzubauen, der als eines der gesündesten Gemüse überhaupt gilt. Er enthält mehr Vitamin C als Grapefruits, viel Provitamin A, Folsäure, Betacarotin, Kalium, Kalzium, Magnesium und Eisen und stärkt damit die Abwehrkräfte. Zudem ist er eines der wenigen Gemüse, das alle acht Aminosäuren enthält, die wir Menschen über die Nahrung aufnehmen müssen – und kalorienarm ist er noch dazu!

Für 4 Personen:
Einfache Variante
400 g Weißkohl · 5 EL Olivenöl · 3 EL Essig · Salz · frisch gemahlener schwarzer Pfeffer · 1 große Prise Zucker · 1 Zwiebel

— Den Weißkohl waschen, fein raffeln und in eine Schüssel geben. Öl, Essig, Salz, Pfeffer und Zucker dazugeben. Die Zwiebel abziehen, sehr fein würfeln, hinzufügen und alles mit den Händen gut »durchkneten«. Einige Stunden durchziehen lassen.

Griechische Variante
400 g Weißkohl · 50 g Lauchzwiebeln (alternativ: Lauch) · 80 g schwarze, kernlose Oliven · 6 EL Olivenöl · 3 EL Essig · Salz · frisch gemahlener schwarzer Pfeffer

— Den Weißkohl waschen, fein raffeln und in eine Schüssel geben. Lauchzwiebeln in dünne Ringe schneiden. Lauchzwiebeln, Oliven, Öl, Essig, Salz und Pfeffer zum Kohl geben und mit Händen gut »durchkneten« und einige Stunden ziehen lassen.

Fruchtig-süße Variante
400 g Weißkohl · 2 dünne Stangen Lauch · 2 TL Öl · 4 EL Zitronensaft · 1 TL Zucker · 8 EL Ananassaft · Salz · frisch gemahlener schwarzer Pfeffer · 200 g Ananas

- Den Weißkohl waschen, fein raffeln und in eine Schüssel geben. Lauch in dünne Ringe schneiden. Lauch, Öl, Zitronensaft, Zucker, Salz und Pfeffer zum Kohl geben und mit Händen gut »durchkneten«. Ananas klein schneiden, zugeben und einige Stunden ziehen lassen.

Taboulé – die Petersilien-Orgie

Taboulé ist eine Spezialität aus der arabischen Küche. Sehr leicht und gesund, genau das Richtige für den Sommer. Petersilie ist bekannt für ihren hohen Vitamingehalt, und bei Taboulé ist sie die eigentliche Hauptzutat.

Für 4 Personen:

250 g Hartweizen (Bulgur) · ca. 750 ml Gemüsebrühe · 400–500 g Petersilie · 4 mittelgroße Tomaten · 2 EL Olivenöl · Salz · Saft von 1 Zitrone

- Den Bulgur in der Gemüsebrühe auf kleiner Flamme ca. 10 Min. köcheln lassen. Man sollte ihn nicht zu lange kochen, da er noch Flüssigkeit nachziehen wird – also eher »al dente« statt ganz weich.
- Die Petersilie waschen, zupfen und hacken. Tomaten waschen und klein schneiden. Bulgur, Petersilie und Tomaten zusammen in eine Schüssel geben, das Olivenöl zugeben und vermengen.
- Das Taboulé mit Salz, Pfeffer und Zitrone abschmecken und mindestens eine halbe Stunde durchziehen lassen.

Variationen:

Den richtigen orientalischen Pfiff bekommt man hin, wenn man Minze dazugibt. In kleine Ringe geschnittene Lauchzwiebeln machen sich ebenfalls gut als Zutat ebenso wie zerkleinerte Salatgurke und rote oder gelbe Paprika.

Apfel-Erdnuss-Bohnensalat

Mit einem Stück Brot ist dieser würzige Salat ein schneller Imbiss, mit ein paar Schnitten gebratener Polenta wird er zu einem richtigen Abendessen.

Für 4 Personen:
1 EL Balsamico-Essig · 1 EL Raps- oder Hanföl · 1 TL Senf · 1 Knoblauchzehe · 1 Dose rote Bohnen (225 g Abtropfgewicht) · 1 großer Apfel · 75 g Feldsalat (½ Schale) · ½ Dose Erdnüsse · 100 g Lauchzwiebeln · Salz · frisch gemahlener schwarzer Pfeffer

- Essig und Öl mit dem Senf in einer Salatschüssel verrühren, eventuell mit etwas Wasser verlängern. Den Knoblauch abziehen, pressen und zum Dressing geben.
- Die Bohnen abschütten und in einem Sieb unter fließendem Wasser abwaschen. Bohnen abtropfen lassen. Den Apfel putzen, in Würfel schneiden und zusammen mit den Erdnüssen, den Bohnen und dem Feldsalat in die Schüssel geben.
- Die Lauchzwiebeln waschen, in Ringe schneiden und unterheben. Den Salat mit Pfeffer abschmecken und nur wenig salzen, da die Erdnüsse bereits recht salzig sind.

Das Rezept für diesen ungewöhnlichen Salat übernahm ich von Thomas Kauer aus Berlin, der gelegentlich einen Gastbeitrag für mein Blog www.unverbissen-vegetarisch.de schreibt.

Grüne Smoothies: Gesundheit ist trinkbar

Das Mischgetränk aus grünem Blattgemüse und Obst entstammt der Rohkost-Szene und wird als hoch potenter, viele wichtige Nährstoffe enthaltender Gesund-Drink beworben. Da auch klassische Ernährungswissenschaftler einen viel höheren Anteil an Gemüse empfeh-

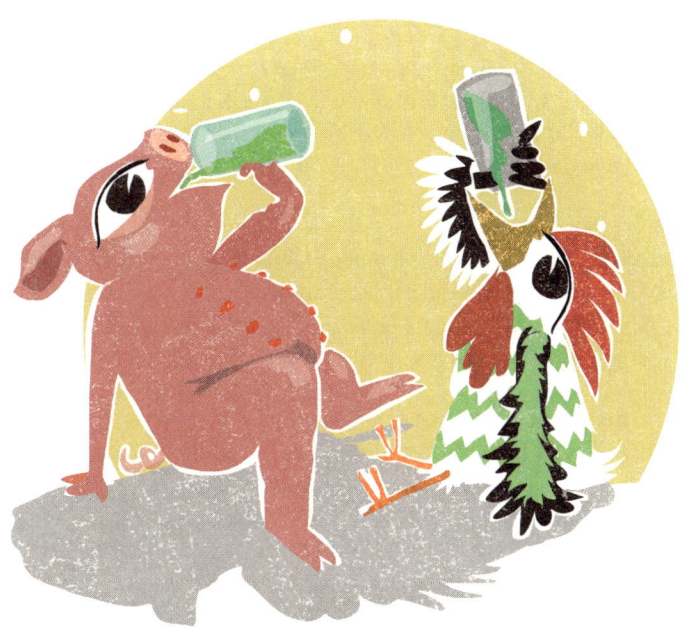

len (z. B. »5 am Tag«), als wir in der Regel tatsächlich essen, erscheint es sehr sinnvoll, auf diesem einfachen Weg das Fehlende zu ersetzen. Insbesondere dem Chlorophyll in grünem Blattgemüse werden geradezu sagenhafte gesundheitliche Wirkungen nachgesagt.

Für die grünen Smoothies braucht es Hochleistungs-Standmixer, die das Mixgut schnell und effektiv sehr klein mixen. Ich habe es mit dem einfachen Mixstab ausprobiert, und schlichte Rezepte klappen auch so. Allerdings werden die Smoothies weniger fein und cremig, auf Dauer lohnt die Anschaffung also durchaus. Rezepte für grüne Smoothies gibt es mittlerweile unzählige, alle basieren auf dem Grundrezept:

50 Prozent grünes Blattgemüse · 50 Prozent Obst · Wasser

155

Mögliche grüne Bestandteile:
Spinat, Mangold, Grünkohlblätter, Rukola, Freilandsalate, Sprossen (nicht von Hülsenfrüchten!), Blätter von z.B. Karotten, Radieschen, Kohlrabi, Rote Bete etc., Wildkräuter wie Löwenzahn, Vogelmiere, Brennesselblätter, Melde, Giersch, Portulak, Gänsefuß u.v.m.

Möglicher Obstanteil:
Bananen, Birnen, Äpfel, Melonen, Mangos, Pflaumen, Mirabellen, Pfirsiche, Aprikosen, vielerlei Beeren, Trauben, Kiwis u.v.m.

Verfeinerungen mit Saft (statt Wasser), Rosinen, Kokosöl, Mandelmus und Gewürzen sind ebenfalls verbreitet. Es wird empfohlen, nicht zu viele verschiedene Gemüse und Obstsorten in einem Smoothie zu kombinieren. Jedoch sollte immer wieder anderes grünes Blattgemüse verwendet werden, um die ganze Vielfalt von Vitaminen, Mineralien, Spurenelementen, Enzymen, Proteinen, Aminosäuren und Antioxidantien mitzubekommen.

Grüner Pfirsich-Smoothie

Für ca. 1 Liter Smoothie:
100 g frischer Spinat · ¼ Bund Basilikum (15 g) ca. 20 Blätter · 4 sehr reife Pfirsiche (400 g) – ohne Steine gewogen · ½ Avocado · ½ Zitrone · gut ½ l Wasser

— Alles zusammen im Hochleistungsmixer ca. 40 Sek. mixen.

Variante:
Süßer wird's mit ein paar Datteln dabei.

Weitere Rezepte finden sich auf www.meine-smoothies.de, von dem auch der Pfirsich-Smoothie stammt.

Register

Rezept-register

SERVICE

Liebe Leserin, lieber Leser,

hat Ihnen dieses Buch weitergeholfen? Für Anregungen, Kritik, aber auch für Lob sind wir offen. So können wir in Zukunft noch besser auf Ihre Wünsche eingehen. Schreiben Sie uns, denn Ihre Meinung zählt!

Ihr TRIAS Verlag
E-Mail-Leserservice: heike.schmid@medizinverlage.de
Lektorat TRIAS Verlag, Postfach 30 05 04, 70445 Stuttgart,
Fax: 0711 89 31-748